Partnerschaft und Sexualität im Alter

Internationale Kasseler
Gerontologische Gespräche

Herausgegeben von
Prof. Dr. R. Schmitz-Scherzer und
Prof. Dr. H. Radebold

Band 1 Partnerschaft und Sexualität im Alter
Band 2 Suizid im Alter

F. Karl, I. Friedrich (Hrsg.)

Partnerschaft und Sexualität im Alter

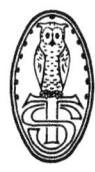 Steinkopff Verlag Darmstadt

Anschrift der Herausgeber:
Akad. Rat Dr. Dipl. Soz. Fred Karl
Dipl.-Hdl. Ingrid Friedrich
Gesamthochschule Kassel
Fachbereich Sozialwesen
Arnold-Bode-Straße 10
3500 Kassel

CIP-Titelaufnahme der Deutschen Bibliothek

Partnerschaft und Sexualität im Alter / F. Karl ; I. Friedrich
(Hrsg.). – Darmstadt : Steinkopff, 1991
  (Internationale Kasseler Gerontologische Gespräche ; Bd. 1)
  ISBN-13:978-3-642-85418-7   e-ISBN-13:978-3-642-85417-0
  DOI: 10.1007/978-3-642-85417-0

NE: Karl, Fred [Hrsg.]; Internationale Kasseler Gerontologische
  Gespräche: Internationale Kasseler Gerontologische ...

Dieses Werk ist urheberrechtlich geschützt. Die dadurch begründeten Rechte, insbesondere die der Übersetzung, des Nachdrucks, des Vortrages, der Entnahme von Abbildungen und Tabellen, der Funksendung, der Mikroverfilmung oder der Vervielfältigung auf anderen Wegen und der Speicherung in Datenverarbeitungsanlagen, bleiben, auch bei nur auszugsweiser Verwertung, vorbehalten. Eine Vervielfältigung dieses Werkes oder von Teilen dieses Werkes ist auch im Einzelfall nur in den Grenzen der gesetzlichen Bestimmungen des Urheberrechtsgesetzes der Bundesrepublik Deutschland vom 9. September 1965 in der Fassung vom 24. Juni 1985 zulässig. Sie ist grundsätzlich vergütungspflichtig. Zuwiderhandlungen unterliegen den Strafbestimmungen des Urheberrechtsgesetzes.

Copyright © 1991 by Dr. Dietrich Steinkopff Verlag GmbH & Co. KG, Darmstadt
Softcover reprint of the hardcover 1st edition   1991
Verlagsredaktion: Sabine Müller – Herstellung: Heinz J. Schäfer

Die Wiedergabe von Gebrauchsnamen, Handelsnamen, Warenbezeichnungen usw. in dieser Veröffentlichung berechtigt auch ohne besondere Kennzeichnung nicht zu der Annahme, daß solche Namen im Sinne der Warenzeichen- und Markenschutzgesetzgebung als frei zu betrachten wären und daher von jedermann benutzt werden dürften.

Satz: Mitterweger Werksatz GmbH, 6831 Plankstadt b. Heidelberg

Gedruckt auf säurefreiem Papier

Inhaltsverzeichnis

Einleitung zu den Beiträgen der 1. Internationalen Kasseler Gerontologischen Gespräche: Zwischen individueller und kollektiver Partnerschaft
Karl, F. 1

Analysis of the Relationship between Partnership and Sexuality in the Second Half of the Lifespan
Shanan, J. 9

Intimacy: Health Status and Social Change
Busse, E. W. 23

Partnerschaft und Liebe im Erwachsenenalter und Alter: Entwicklung in der Beziehung
Olbrich, E. 31

Partnerschaft und Sexualität aus psychoanalytischer Sicht
Radebold, H. 53

Philosophische Reflexionen zum Thema „Vom Sexus zum Eros"
Nicuta, D. 59

Alter als Wert und Lebensform
Boboc, A. 63

Partnerverluste im Alter: die einsamen Frauen
Hirsch, R. D. 69

Partnerschaft bei chronischer Erkrankung und im Prozeß des Sterbens
Kruse, A. 79

The Gynecological Aspects of Sexuality in the Elderly
Dimulovic D., Radonjic G. 105

Sexualität und Altern: Die „nacheheliche" Perspektive – Erleben und Verhalten geschiedener und verwitweter Frauen
Fooken, I. 115

Partnerschaft und Sexualität aus ethnologischer Sicht
Dannemann, M. 133

Gesellschaftsvertrag – Generationenvertrag – Partnerschaft
Amann, A. 141

Einleitung zu den Beiträgen der 1. Internationalen Kasseler Gerontologischen Gespräche:
Zwischen individueller und kollektiver Partnerschaft

F. Karl

Fachbereich Sozialwesen, GhK – Universität Kassel

Partnerschaft und Sexualität in der Perspektive des Lebenslaufs

Entwicklung und Lebensspanne

Gerontologische Analyse von sozialen Beziehungen und Verhaltensweisen im Alter ist gut beraten (will sie eine Ghettoisierung „des Alters" nicht auch noch auf wissenschaftlicher Ebene verdoppeln), das Gewordensein dieser Strukturen und Prozesse im vom Individuum zuvor gelebtem Leben und in den die Biographie beeinflussenden historischen und gesellschaftlichen Rahmenbedingungen aufzuspüren. Die hier vorgestellten Beiträge der 1. Internationalen Kasseler Gerontologischen Gespräche werden diesem Ziel gerecht. Sie betrachten nicht nur „Sexualität und Partnerschaft im Alter", sondern diese im Kontext von Lebensspanne und historisch-kultureller Einflüsse.

Im ersten Beitrag verfolgt *Shanan* (Jerusalem) die Entwicklung von Partnerschaft und ihre Beziehung zur Sexualität entlang verschiedener Lebensphasen: Kindheit, Adoleszenz, junges Erwachsenenalter, Elternschaft, nachelterliche Phase und Alter. An den Anforderungen der einzelnen Lebensabschnitte wird deutlich, wie biologisch-körperliche Entwicklung und soziale Normen in geschlechtsspezifisch unterschiedlicher Weise die Herausbildung eines bewußten und offenen Umgangs mit Sexualität und von vertraglich vereinbarten Partnerschaften (Ehe bzw. andere Formen von Verläßlichkeit) beeinflussen.

Eine Beziehung leben zu können – dies arbeitet auch *Olbrich* (Erlangen) in seinem Beitrag heraus – setzt Identität voraus. Erst dann erfährt eine erwachsene Person in einer partnerschaftlichen Beziehung die Möglichkeit, in einen intimen Austausch zu treten und die eigene Entwicklung mit prägen zu lassen.

Die Partner müssen in den einzelnen Lebensphasen eine Balance zwischen kooperativer Partnerschaft, Intimität und sexueller Befriedigung finden. Dies wird vor allem in der nachelterlichen Phase erschwert, wenn – so *Shanan* – ein negatives Altersbild (gegenüber Sexualität im Alter) seitens der Gesellschaft, körperliche Veränderungen und psychosoziale Belastungen zusammentreffen. Mit dem Auszug der Kinder wird in der Regel die „Zweier-Beziehung" wiederhergestellt, sie muß jedoch unter Anerkennung der jeweiligen Eigenheiten der Partner neu ausgehandelt und „gelebt" werden, um die Qualität einer dyadischen Beziehung zu erreichen. Emotionale Belastung bei Krankheit und Krisen ist zu bewältigen sowie die Übereinstimmung der Partner hinsichtlich gemeinsamer Werte und ihrer Gefährtenschaft immer wieder herzustellen.

Diesen Entwicklungsaufgaben begegnen Männer und Frauen in unterschiedlichem Ausmaß – auch die erworbenen Kompetenzen hinsichtlich zwischenmenschlicher Kommunikation, gefühlsmäßigem Ausdruck und Empathie sind geschlechtsspezifisch verschieden. *Shanan* vermutet eine Verminderung dieser Unterschiede bei langjähriger Partnerschaft, konstatiert hierzu jedoch ein noch großes Wissensdefizit in der Gerontologie und entsprechenden Forschungsbedarf.

Intimität und Liebe

Busse (Durham) konzentriert sich im zweiten Beitrag auf eine spezifische Qualität, die in sozialen Kontakten bis hin zur sexuellen Beziehung in unterschiedlichem Ausmaß vorhanden ist: Intimität, Zärtlichkeit und Vertrautheit. „Intimacy" drückt sich in gemeinsamen Werten, Einstellungen und Handlungsweisen aus. Menschen suchen Vertrautheit und emotionale Nähe in allen Phasen des Lebens, doch ändert sich Erscheinungsform und Wesen von „intimacy" je nach den geforderten Anpassungen im Alternsprozeß. Das biologische und soziale Altern beeinflußt „Intimacy" in ihren körperlichen wie geistigen Aspekten (z.B. Aktivitäten und Phantasien).

Olbrich arbeitet heraus, wie sozial-kulturelle Faktoren (räumliche Nähe, ähnliches Bildungsniveau und Schichtzugehörigkeit, Konfessionsgleichheit u.a.) die Partnerwahl mitbedingen, wobei psychische und psycho-soziale Merkmale (Persönlichkeitseigenschaften, Einstellungen, Wertorientierungen) vor allem für das Verständnis von Prozessen der Partnerwahl zu sehen sind.

Die sich entwickelnde Liebe – von romantischer Liebe über sexuelle Liebe, Liebe der Gemeinsamkeit bis hin zur altruistischen Liebe – wird als die Kraft beschrieben, die nach Meinung von *Olbrich* mehr als viele andere Faktoren zu einem erfüllten Altern beitragen kann. Theoretische Modelle zeichnen die Entwicklung von Partnerschaft als einen Prozeß, bei dem das Erleben von Gemeinsamkeit die Chance bietet, Unterschiedlichkeit aktiv zu bearbeiten, wobei erneut Gemeinsamkeit im Sinne einer Ergänzung oder Verbindung von Persönlichkeits- und Verhaltenselementen beider Partner erzielt werden kann. Psychoanalytisch interpretierende Konzeptionen gehen davon aus, daß eine intime Beziehung zur Erfahrung von eigenen Anteilen im Partner wie zur Erfahrung der Wirklichkeit des Gegenübers beiträgt. Nach *Radebold* (Kassel) müssen Erwachsene im und nach dem 7. Lebensjahrzehnt weiterhin prägenitale und genitale Triebimpulse verarbeiten, sich mit z.T. unbewußten Konflikten gegenüber Partner und Angehörigen unterschiedlicher Generationen auseinandersetzen.

In der Partnerschaft bedarf es zunehmenden Verständnisses für die gegenseitigen Reaktionsweisen bei Veränderungen und Verlusten. Auch *Radebold* betont den Einfluß lebenslang eingeübter Abstimmung von allgemeinen Wünschen und Triebbedürfnissen im mittleren Lebensalter. Im Sinne einer „Koevolution" eines Paares erscheint es erforderlich, im Alternsprozeß Aspekte der Beziehung zu reflektieren und ggf. im gemeinsamen Bemühen zu verändern.

Im Alternsprozeß – so *Busse* – muß neu definiert werden, was als „schön" und „sexuell attraktiv" zu verstehen ist: zunehmend werden Charakter, Haltung, Persönlichkeit, Auftreten, Einfühlungsvermögen bedeutsam. Dies schließt auch ein, in geselligen Kontakten mit anderen Menschen Nähe, Anerkennung und Wertschätzung zu erfahren. Wenngleich ältere Menschen Autonomie und Unabhängigkeit von Hilfe als wichtigstes Ziel bezeichnen, wächst im Alter das Bedürfnis nach Wechselseitigkeit, gegenseitigem Vertrauen und zärtlicher Berührung. Dies gilt vor allem auch für Situationen der Hilfs- und Pflegebedürftigkeit.

„Intimacy" trägt – neben subjektivem Gesundheitszustand und materieller Absicherung – zu Lebenszufriedenheit als Indikator „erfolgreichen Alterns" bei. Aus anderen Untersuchungen ist bekannt, daß Menschen, die ihr Leben lang Sexualität nur unter dem Aspekt von Genitalität und Leistungsprinzip gesehen und bilanziert haben, im Alter große Schwierigkeiten mit nachlassenden körperlichen Funktionen haben, nachlassende sexuelle Potenz als Versagen und Frustration empfinden. Wird Zärtlichkeit und Intimität als grundlegende erotische Kommunikation schon frühzeitig gelernt und praktiziert, so ist die offene Aussprache über Formen des sexuellen Kontakts zwischen den Partnern erleichtert.

Nicuta (Olsberg) spricht sich in dieser Hinsicht für einen Übergang „vom Sexus zum Eros", von der „Einseitigkeit zur Vielseitigkeit" aus. In seinem und dem Beitrag von *Boboc* (Bukarest) werden Altersbilder aus der Sicht der Philosophiegeschichte referiert. *Boboc* vertritt die Meinung, daß Gerontologie und eine Ontologie des Seins durchaus benachbarte Disziplinen darstellen. Wird die Rolle des Menschen als Mitbildner von Welt und Werten erkannt, so ist im Alter eine Zielbestimmung der Selbstverwirklichung des Menschseins und der Sinnhaftigkeit des Lebens enthalten.

Sexualität und hohes Alter/Leben im Heim

In der Literatur wird übereinstimmend festgestellt, daß mit zunehmendem Alter physiologische Veränderungen – eine Verlangsamung und Intensitätsminderung der Reaktionen – eintreten, die sexuelle Erlebnisfähigkeit jedoch keineswegs aufhört, sondern sich in ihren Komponenten verändert. Viele Autoren betonen, daß im Alter die Bedeutung der Zärtlichkeit gegenüber der Genitalität zunimmt: das Sexualverhalten verändert sich in Richtung der Mitteilung von Zuneigung und Wertschätzung, Kameradschaft, liebevollem Verwöhnen, verstärkter Anteilnahme an den gegenseitigen Interessen, Geborgenheit und emotionaler Sicherheit. Auch wenn koitale Aktivität abnimmt oder eingestellt wird, bleibt Körper- und Hautkontakt – mit dem Partner und mit anderen Personen – wichtig.

Shanan verdeutlicht, wie chronische Krankheit (eigene oder des Partners), Partnerverlust und Wohnen in Institutionen besondere Erschwernisse darstellen, das Bedürfnis nach Partnerschaft und Intimität zu befriedigen.

Studien zum Alltag in Heimen und Krankenhäusern haben drastisch aufgezeigt, daß in der übergroßen Mehrheit dieser Einrichtungen eine Privatsphäre der Bewohner und Patienten schon vom Räumlichen bzw. vom Verhalten des Personals her nicht gewährleistet ist. Sexualität im Heim kann also kaum – oder nur als „abweichendes" Verhalten – gelebt werden. Beispielsweise formuliert Geissler (1990) Möglichkeiten zur Überwindung von Begrenzungen und Zwängen im Altenpflegeheim zur Förderung von Intimität und Partnerschaft.

Empirische Beiträge

Partnerbeziehungen und Lebenskrisen

Keine Entwicklungsphase kann ohne eine Reihe von Verlusten durchlaufen werden und keine Individuation ohne Loslösung bewältigt werden. Je mehr ein Mensch Alleinsein und Einsamkeit im Laufe des Lebens ertragen, annehmen und bewältigen gelernt hat – so *Hirsch* (Erlangen) –, umso eher wird er bei auftretenden Trennungen diese nicht nur als Verlust erleben, sondern auch als Chance, seine Individuation fördern zu können. Der Autor zeigt aus der Praxis einer psychotherapeutischen Behandlung, wie schwierig es ist, sich von einem Partner – oder Teilen von ihm – zu trennen, Realitäten anzuerkennen und zu akzeptieren. An einem Fallbeispiel einer älteren Patientin schildert der Autor, wie es der Klientin gelingt, die an ihren Mann gerichteten (unerfüllbaren) Wünsche zu verändern und sich selbst eigene Interessen zu erschließen.

Im Beitrag von *Kruse* (Heidelberg) wird anhand mehrerer Studien herausgearbeitet, wo die Aufgaben, Entwicklungsmöglichkeiten und Grenzen von Partnerschaft im Alltag chronisch erkrankter und sterbender Patienten liegen. Er nennt Bedingungen dafür, daß die Partner die Anforderungen des Alltags bewältigen und sich gegenseitig zu stützen vermögen. Dabei birgt die Auseinandersetzung mit chronischer Erkrankung auch die Chance einer Erweiterung der Beziehung und damit einen „Gewinn" in sich. Positiv erfahrene Teilaspekte der von Einschränkungen und Verlusten dominierten Situation können Gefühle des Angenommen-Seins, der emotionalen Nähe, der Bedeutsamkeit der gegebenen Hilfe und die Erfahrung eigener Kompetenz in der Unterstützung des Partners sein.

Die gegenseitige Verstärkung der Ehepartner, beeinflußt durch das enge räumliche und zeitliche Zusammenleben, zeigt sich nach den Untersuchungen von *Kruse* darin, daß mit zunehmender Krankheitsdauer die Deutungsweisen und die Stile der Auseinandersetzung mit der Krise sich annähern. Wird jedoch die gemeinsame Geschichte der Partnerschaft, z.B. bei dementieller Erkrankung und Verlust der Identität eines Partners in Frage gestellt, so besteht die Gefahr der Entfremdung und der Aggression. Eine Stabilisierung und Vertiefung der Partnerschaftsbeziehung in dieser Grenzsituation erfordert hierbei Unterstützung von außen.

Umgang mit Sexualität

Untersuchungen zur Häufigkeit sexueller Aktivität leiden unter gravierenden methodischen Mängeln (die Befragten sind meist Freiwillige, von Repräsentativität kann bei den vorliegenden Studien kaum die Rede sein). Insofern müssen entsprechende Ergebnisberichte mit Vorsicht aufgenommen werden. Außerdem sind die Zahlen aus Studien der 60er und 70er Jahre kohortenspezifisch zu interpretieren, da sich bedingt durch den sozialkulturellen Wandel auch die Einstellungen der älterwerdenden Kohorten zur Sexualität ändern. Dies gilt auch für sexuelles Interesse und Aktivität alter Männer und Frauen – mit sich ändernden Erwartungen und Verhaltensweisen je nach Geschlecht und Alter ist zu rechnen.

Die bisher vorliegenden Ergebnisse lassen sich wie folgt zusammenfassen (vgl. Schneider 1989):

- Das sexuelle Interesse und das offene Gespräch über Sexualität ist bei Älteren geringer als bei jüngeren Menschen; hierbei dürfte jedoch ein Einfluß der Sozialisationsbedingungen, der gesellschaftlichen Normen der jeweilig prägenden Epochen – wesentlich also Kohorteneffekte – und die konkret erfahrene Sexualität, z.B. in der Ehe, von großem Einfluß sein.
- Die Häufigkeit des Geschlechtsverkehrs nimmt etwa vom 50. Lebensjahr ab, wobei die Verminderung bei den Frauen etwas früher einsetzt; jedoch ist von einer breiten Streuung von Verhaltensweisen auszugehen. Häufigkeit und Art des sexuellen Verkehrs im Alter ist wesentlich von den in den Jahren zuvor praktizierten Gewohnheiten abhängig; weitere Einflußfaktoren sind die gesundheitliche Situation, Familienstand, Schichtzugehörigkeit, Religiösität, die Übereinstimmung der Partner in ihren sexuellen Interessen und damit die Qualität der Partnerschaftsbeziehung. Durch Neuorientierung in der 2. Lebenshälfte ist bei einer Minderheit auch eine Zunahme entsprechender sexueller Aktivität, u.a. gepaart mit einer Ablegung leistungsgesteuerten Verhaltens und mit zunehmender Zärtlichkeit, zu beobachten.
- Die Einstellungen zur Alterssexualität und die sexuellen Ausprägungsformen sind breit gestreut. Eine enge Auffassung der Sexualität (Eingrenzung auf die Fortpflanzungsfunktion) ist eher bei religiös Gebundenen und bei Frauen zu finden; auch hier dürften epochale Erziehungseffekte und Eheerfahrungen sowie der Einfluß der Normen der Umgebung (z.B. Familienangehörige, Nachbarn, Mitbewohner und Personal im Heim) eine Rolle spielen.

Anläßlich der Kasseler Tagung präsentierten *Dinulovic* und *Radonjic* (Belgrad) Ergebnisse einer Studie aus zwei jugoslawischen Städten: sie umfaßt 186 Ehepaare, 29 Witwen und 37 Geschiedene im Alter zwischen 46 und 78 Jahren. Nach Angaben der Autoren wurde dieser Kreis durch eine Zufallsauswahl gewonnen, wobei allerdings zwei Drittel der Probanden seit mehreren Jahren von Mitarbeitern der Studie medizinisch beobachtet wurden.

Ein Einfluß der in dem jugoslawischen Sample vorhandenen Unterschiede hinsichtlich sozioökonomischer Faktoren, Bildung und Religionszugehörigkeit auf den Zeitraum der letzten Menstruation und auf sexuelle Aktivität konnte nicht gefunden werden. In 37 % der Fälle endet sexuelle Aktivität bereits im Alter zwischen 51 und 55 Jahren und bei 39 % der Befragten im Alter zwischen 56 und 60 Jahren. Nur eine kleine Gruppe von 7,5 % hält sexuelle Aktivitäten über das 60. Lebensjahr hinaus aufrecht. Diese Zahlen kontrastieren mit den von *Busse* aus der Duke-Längsschnittstudie und den von anderen US-Studien berichteten Frequenzen sexueller Aktivität im Alter. Die unterschiedlichen Ergebnisse werfen möglicherweise auch ein Licht auf die jeweilige Auswahl: amerikanische gerontologische Berichte basieren z.T. auf Untersuchungen bei Freiwilligen aus der Mittelschicht (vgl. Lehr 1987, 39). Rüstigkeit, geistiges Interesse und materielle Sicherheit spielen hierbei eine intervenierende Rolle – und bezüglich des Vergleichs von Studien aus einzelnen Ländern sicher auch kulturelle und normative Unterschiede.

Gründe für die Beendigung sexuellen Verkehrs bei den jugoslawischen Probanden sind vor allem ein vorher unbefriedigendes Sexualleben, funktionelle Störungen und organische Beschwerden – und vor allem die wechselseitige Verstärkung dieser Faktoren. Umgekehrt kann – so *Dinulovic* und *Radonjic* – formuliert werden: bei gutem finanziellen Status und Gesundheit, Vorhandensein eines geeigneten Partners und sexuell befriedigender intimer Beziehung wird die Menopause von den Frauen als eine nicht krisenhafte Lebensphase empfunden und sexuelle Aktivität bis ins hohe Alter aufrecht erhalten. Diese Bedingungen treffen allerdings nur für eine Minderheit zu. Eine angemessene medizinische Betreuung, so die Autoren, muß sich um die Aufrechterhaltung der psychophysischen Integrität der alternden Menschen bemühen. Hiermit wird die Notwendigkeit sozialmedizinischer und geragogischer Programme angedeutet.

Aus einem größeren (nicht repräsentativen) Datenpool einer WHO-Studie greift *Fooken* (Bonn) das Teilsample von 25 verwitweten und 14 geschiedenen Frauen (Geburtsjahrgänge 1906–1936) heraus, um deren sexuelles Erleben und Verhalten in der postmaritalen (nachehelichen) Phase zu analysieren.

Deutlich wird dabei, wie die psychosexuellen Muster – Denken, Handeln und Erleben – in dieser Phase erneuten Alleinlebens mit der „kognitiven Repräsentanz", d.h. der Einschätzung der vorehelichen und ehelichen Sexualität und der damit verbundenen Zufriedenheit und Erfüllung zusammenhängen. Bereits in der Phase der „sexuellen Initiation", der vorehelichen Zeit und in den ersten Ehejahren werden Vorbedingungen für Möglichkeiten und Ausgestaltung sexuellen Erlebens nach Auflösung der Ehe gesetzt. Neben der Art der Einstellung zur Körperlichkeit (offener statt tabuisierter Umgang mit Nacktheit) sind vor allem die Kenntnis sexueller Bedürfnisse, das Ausmaß sexueller Selbstbestimmung und Lustempfindens in früheren Lebensphasen relevante Prädiktoren für Lebenszufriedenheit in der aktuellen Lebenssituation.

49 % der von *Fooken* befragten Frauen hatten nach Auflösung der ehelichen Beziehung keine erotischen Beziehungen mehr. Geschlechtsverkehr praktizierten noch 38 % der Frauen – (auch in der jugoslawischen Studie beendeten zwei Drittel der Frauen sexuellen Verkehr mit dem Eintreten des Partnerverlusts) –, aber 55 % brachten ein eher geringes bzw. gar kein Interesse zum Ausdruck (d.h. manche „Aktive" waren eher desinteressiert und somit nicht selbstbestimmt).

Der Einfluß verinnerlichter Normen und Moralvorstellungen wird bei einer Untergruppe verwitweter Frauen deutlich, die weibliche Sexualität auf eheliche Sexualität reduzieren und aus Gründen der weiteren Bindung an den ehemaligen Partner sich weitere intime Beziehungen untersagen.

Partnerschaft und Sexualität aus ethnologischer Sicht

Der Einfluß unterschiedlicher Lebensweisen und Kulturen wird auch am Beitrag von *Dannemann-Rothstein* (Santiago de Chile) deutlich. Am Beispiel einer langjährig durchgeführten ethnologischen Feldstudie bei Mapuche-Pehuenche-Indianern in einem Bergdorf in den chilenischen Kordilleren zeigt der Autor, wie die Haltung der Einwohner zu Partnerschaft, Sexualität und Altern mit den ihre Identität bestimmenden Traditionen und den ökologischen Bedingungen ihres Lebens verbunden sind. Die Fallanalysen von 16 Partnerschaften von Bewohnern im Alter zwischen 60 und 80 Jahren heben die geschlechtsspezifisch unterschiedlichen Erfahrungen hinsichtlich Altern und Sexualität hervor. Altern wird graduell – nicht abrupt wie in industriell bestimmten Lebensweisen – als zunehmendes Nachlassen körperlicher Leistungsfähigkeit in den jeweiligen Arbeitsbereichen (Frauen: Hausarbeit; Männer: Feldarbeit) erfahren. Das Schwinden sexueller Bedürfnisse sehen die Frauen und Männer im Zusammenhang mit den veränderten Körperfunktionen, z.T. eher passiv-akzeptierend bzw. bedrohend-bedrückend.

In der Zusammenschau von emotionellen, physischen, sozialen, kulturellen, pädagogischen und ökologischen Aspekten der Lebenssituation vertritt *Danne-*

mann-*Rothstein* die Meinung, daß Sexualität in der untersuchten Kultur in einem größeren Gleichgewicht steht, als dies in den sozialen Systemen der Konsumgesellschaften der Fall ist.

Partnerschaft als kollektive Beziehung

Die soziologische Betrachtung hebt die Prägung von Sexualität und Partnerschaftsverhalten und ihre institutionellen Gestaltungen (z.B. die Entstehung der Liebes-Ehe und der selbstbestimmten Partnerwahl nach wesentlich wirtschaftlich motivierten und erzwungenen Formen wie der Raub, Tausch- und Dienstehe, Kauf- und Mitgiftehe – vgl. Reimann 1990) durch gesellschaftliche Bedingungen hervor. Gleichzeitig betonen Soziologen, daß die Menschen auch gesellschaftliche Wirklichkeit konstituieren, d.h. – über den Mikrokosmos ihrer kleinen Netzwerke hinaus – durch ihr individuelles Verhalten und die Art ihrer sozialen und intimen Beziehungen auch gesellschaftliche Verhältnisse stabilisieren oder verändern.

Amann (Wien) thematisiert das Thema Partnerschaft als „kollektive Beziehung", d.h. das Verhältnis von Generationen zueinander. Die Zuweisung eines angemessenen Anteils von Arbeitseinkommen der Erwerbstätigen an die ältere Generation beruht nicht auf freiem Vertrag der beteiligten Individuen, sondern ist über Markt- und Machtverhältnisse reguliert. Auch Sexualität und „Schönheit" unterliegt in unseren Gesellschaften der Logik zweckrationalen Handelns. In der Leistungsgesellschaft dringen Normen aus dem politischen und ökonomischen Bereich in die Intimsphäre. So wertet Foucault (1986) den Druck zu immer mehr Sexualität als Mittel sozialer Kontrolle.

Der sog. „Generationenvertrag" ist inzwischen ein Zwangsvertrag, der nicht mehr vorhandene traditionelle Solidaritäten ersetzt. *Amann* sieht die Notwendigkeit einer bewußten Gestaltung der Lebensverhältnisse, gerade angesichts zunehmender Destandardisierung der Lebenszyklen. Zunehmende Bedeutung erhält die die „Logik zweckrationalen Handelns" ergänzende bzw. widersprechende „Logik alltags- und lebensweltlicher Verständigung" und die emotional-solidarische Bindung der Menschen auf mikrosozialer Ebene. Denn inzwischen wird die gesellschaftliche Entwicklung und der Wertewandel von immer mehr – gleichzeitig existierenden – Kohorten beeinflußt: es sind nunmehr Solidaritäten zwischen vielfältigen Einzelgruppen denkbar und anzuregen. Die Gestaltung „kollektiver Partnerschaften" versteht *Amann* als Teil des Eintretens für ein erfülltes Menschsein und somit als aktuelle humane Aufgabe der Gesellschaftspolitik.

In seinem Buch „Risikogesellschaft" hat Beck (1986) davon gesprochen, daß die Menschen zunehmend an ihren sozialen Beziehungen arbeiten müssen – das Gewicht der Sicherheit vermittelnden Milieus und Traditionen geht zurück. Die Notwendigkeit, Partnerschaften weit über den Mikrokosmos privater und intimer Beziehungen hinaus aufzubauen, ergibt sich nicht nur aus den Herausforderungen des Altersaufbaus in den Industriegesellschaften. (*Boboc* hat in seinem Beitrag darauf hingewiesen, daß das Problem von Menschenwürde ein für die heutige Welt Grundlegendes ist und zum Handeln, zum Schaffen einer „menschlichen Kultur" herausfordert.) *Amanns* Ausführungen regen dazu an, „Partnerschaft als kollektive Beziehung" weiterhin als Partnerschaft zwischen Reich und Arm, Nord und Süd zu denken und zu praktizieren – nicht allein in Form anonymer und das Gewissen entlastender Spenden, sondern möglicherweise auch im Aufbau von

Patenschaften zwischen Einzelpersonen und Gemeinschaften über Tausende von Kilometern hinweg.

Literatur

1. Beck U (1986) Risikogesellschaft. Auf dem Weg in eine andere Moderne. Suhrkamp, Frankfurt
2. Foucault M (1986) Sexualität und Wahrheit. Suhrkamp, Frankfurt
3. Geissler RH (1990) Intimität und Partnerschaft im Altenpflegeheim. In: Evangelische Impulse 2: 15–16
4. Lehr U (1972) Psychologie des Alterns. Quelle u. Meyer Heidelberg, Wiesbaden
5. Reimann H (1990) Spätphasen von Partnerschaft – Inkommunikabilität oder Empathie? In: Evangelische Impulse 2: 4–5
6. Schneider HD (1989) Sexualität im Alter. In D Platt (Hrg.), Handbuch der Gerontologie, Bd. 5. Gustav Fischer, Stuttgart, New York

Anschrift des Verfassers:
Dr. F. Karl
Gesamthochschule Kassel
Fachbereich Sozialwesen
Arnold-Bode-Str. 10
D-3500 Kassel

Analysis of the Relationship between Partnership and Sexuality in the Second Half of the Lifespan

J. Shanan

Department of Psychology, Human Development Center, Hebrew University of Jerusalem

Introduction

Since the earliest days of empirical research on human sexuality, (19, 7, 22) it has been frequently and strongly suggested that psychological and sociological processes tend to inhibit or to facilitate sexual functioning at all ages, including old age. Inspite of that, sexuality has been treated mostly as a discrete topic, unrelated to other psychological and social processes.

It has been further suggested by some of the pioneers of psychological research on sexual behavior, such as Pfeiffer (27) and Comfort (8) that individual sexual behavior and especially the capacity for secual enjoyment is developed relatively early in life and can be maintained through the entire lifespan. In that sense, sexuality is concieved as an attribute of the individual rather than as a relationship, or as a period in life. This is also the position stressed by Judith Long Laws (21), one of the few who have treated sexuality (albeit female sexuality) from a lifespan point of view. The capacity for sexual activity and especially for a pleasurable sex life in the later years is highly contingent upon similar earlier experience in a meaningful and non-threatening interpersonal-environment.

Further, a variety of conditions in the broader, psychologically distant, physical, social and even occupational environment are likely to influence in different ways and to varying extent the expression of sexuality, its physiological and behavioral aspects, as well as extent of interest, enjoyment, and feelings in sexual relations. The main determinants of sexual behavior and experience, however, originate in the proximal environment, i.e., in the quality of the partner relationship between those involved.

Disregarding for the purpose of the present discussion the possibility of multiple sex, homosexual relations, and autoerotic sex, this discussion will be confined to the relationships between two partners of different gender in the context of sexual relations. An important aspect of such relationships is partnership in a broad sense.

Partnership, as a specific type of relationship has gained little attention in psychological theory and research. In the absence of such information the concept of partnership will be analytically compared with other types of person-to-person relationships and examined from a developmental point with emphasis on their implications for the expressions of sexuality during the entire lifespan.

The human in human sexuality

Man is a social, pair-forming, and pair-maintaining mammal (23). Heterosexual pairs are formed in the service of procreation, the most basic function of sexual behavior. They are maintained in the service of protection and socialization of the offspring. The processes of human maturation and acquisition of human adult behavior – including adult human sexual behavior – require, compared with other species, a disproportionate part of the lifespan. The offspring's total and partial dependence on the parent pair promotes the tendency to prolong pair relationships beyond the period required for the process of procreation. No wonder that society tends to regulate, ritualize, and sanction such relationships in the form of marriage. Thus, partnership and companionship acquire an important role in the understanding of sexuality, both for biogenetic as well as for social reasons. In fact, even today, in an era of devaluation of the family, all but a small minority marry (and many marry repeatedly). On the psychosocial level, one can agree with Gutmann (14) that the "parental imperative" is most likely to differentially influence sexual identity and heterosexual relations at different stages of family and personal development.

Some other uniquely human psychological characteristics play an important role in enhancing the role of partnership of some sort in sexual relations: 1) Man's ability of conscious, semiconscious, and unconscious cognitive representation of emotional and behavioral (including sexual) experience in thought, dream, and fantasy. 2) Man's ability to use a variety of modes of communication (nonverbal, verbal, and symbolic) which enable him to establish sexual "contact" in other ways beside just purely physical contact. 3) Not just sexual relations in a broad sense, but even the frequency and style of copulation are regulated by cultural, psychological, volitional, and personality factors, quite in contrast to their nearly total dependence upon estrus mechanisms in other mammals. Last but not least, the fact that intercourse is achieved in the majority of cases in a face-to-face position enhances the uniquely human quality of all the above-mentioned characteristics of human sexuality.

Human sexuality then encompasses much more than "sexual behavior" in the narrower sense, such as frequency and techniques of intercourse, orgasm, patterns of verbal and motor behavior, or even sexual behavior as referenced by sex of partner. The very sense of personhood (9), the perception and boundaries of self-identity and the identity of others is tied to sexual feeling and functioning which, however, like all other human behavior and experience, can be modified and intensified in a variety of additional functional contexts.

Human sexuality and its development cannot be understood in isolation from its interpersonal psychological (26) and eventually sociological and generational aspects, as stressed by Amann (1). In a broader sense, it is best understood as being partly expressive of primordial, basically physical drive, and partly as the individual interpretation of socially scripted behavior in which situations and actors are invested cognitively and/or emotionally with erotic content. Consequently, expressions of sexuality can be expected to vary according to 1) the stage of hormonal and physical development of an individual, 2) the stage of cognitive, emotional and ego development, and 3) the stage of social and moral development.

Even in its most narcissistic form, human sexuality implies, as we know from the myth of Narcissus, some sort of duality. In this case, a relationship of one aspect to another aspect of one's self. One can hardly think of human sexuality without any connotation to a dual or dyadic relationship, i.e., a factual or imagined relationship in which two "selfs" are involved physically, behaviorally, emotionally and/or cognitively, as, for example, in fantasy.

Sexuality undergoes a great deal of objectively identifiable changes during the lifespan and, necessarily, fulfills different functions for both the individual and society at different stages of the life cycle. At each stage it gains a different meaning and degrees of salience or significance for society and, of course, for the individuals involved in this dual or dyadic relationship.

To the extent that the procreational function loses its centrality or importance, the likelihood of utilizing sexuality in the service of aims other than procreation increases. This necessitates, in most cases, some agreement on such ancillary aims leading to contractual or quasi-contractual partnership relations, as distinguished from other types of relationships between two persons.

For a better understanding of the possible impact of partnership on sexuality at any point in life and especially in later life, it is necessary to examine the development of the partners' relationship over the lifespan. In the following an attempt will be made to first analyze the concept of partnership in its narrower sense, and then to examine the development of its relationships to sexuality.

Partnership and other twosome or dual relationships

There exist a variety of twosome, dual or dyadic relationships in the broader sense of the latter term. *Symbiotic relationships* such as the newborn baby's with its mother, in which the former is dependent on the latter, probably represent the most primitive form of such relationships. During the perinatal period, however, and the period following it, the newborn and the toddler experience some highly significant tactual and, with them, apparently emotional relationships with the mother. There is an indication from animal studies (15) and from studies of human infants (4, 36) that early, "warm" mother-child relationships may constitute a basis for later development of mental health in general, but particularly for the development of the capacity to love and for normal sexual behavior in the physical sense.

Companionship, friendship, and love, as well as partnership, although concepts not referring exclusively to dual relationships, can all be considered as referring to more highly developed relationships between two persons, both from a structural as well as from a functional point of view. These terms as well as the concept of dyadic relationships are frequently used interchangeably. Inspite of some partial overlap, it seems useful to distinguish between them.

Companionship, minimally, involves a sharing of experience: just being together or doing things at the same time in a quasi-together but really individual, at times, even egocentric manner. It is probably the earliest form of dual relationship apart from the early mother-child relationship. Such a relationship does not necessitate a great deal of awareness of the other's needs on the part of the child, whether the partner is another child or an adult. Companionship among adults may at times resemble friendship.

Friendship, in its simplest form, which can be observed in children from preschool age on, involves some capacity for delay of gratification in recognition of the needs of the other and thus facilitates personal communication and, in its higher forms, at least some degree of empathy (25). It also involves some sort of intimacy, readiness to share secrets, and some form of cooperation. In the earlier stages of development, it may be a heavily time- and goal-limited cooperation. Friendships are formed mainly between members of the same sex even before gender-identity is firmly established (10, 32). An increase in cross-sex friendships can be observed from adolescence on. Cross-sex friendship relations remain relatively rare over all of the life span, although the reasons for this may vary for men and women and for different phases of the lifespan (39, 40). Its functions, forms, and depth also change over the lifespan (5). Finally, some adult friendships involve, according to Simmel (34) all elements of dyadic relationships, such as intimacy, secrecy, and loyalty. In the obsence of sexuality these adult same-sex friendships are considered more stable dyads than any other dyadic relationship.

The *dyad's* main attributes as posited by Simmel (34) are exclusiveness of relationships and fluidity of communication which permit the two partners to perceive themselves as one unit without a threat of losing one's own identity. Without such fusion of boundaries, it would be difficult for the main attributes of dyadic relationships such as intimacy, secrecy, and loyalty to develop.

It is frequently overlooked that dyadic relationships are, by definition, only possible between two equally mature individuals with sufficiently well bounded ego identity, i.e., persons who can feel free to decide on whom to depend in the abandon of their own boundaries in favor of the emerging dyad. For this a certain amount of ego strength is necessary, a capacity to cope actively with the challenge and stress of such abandon (30, 31), as well as with the threats resulting from it according to Simmel: triviality and boredom.

Love as romanticized in western and oriental literature, emphasizes this abandon. Yet Simmel, a century ago, pointed out that it is only in heterosexual love-relations in which the most vulnerable dyads are formed. He also pointed to the complex relationships between modern marriage, love, and the maintenance of dyadic relations. It is because of the strictly sexual aspects of love relationships that the idea to break the exclusivity of the dyadic partnership is tempting, i.e., that the dyad is at least cognitively, first in fantasy and later, in actuality, turned into a triad. This may be particularly true if triviality and boredom are becoming equal or stronger than the dyadic bond of which they are a necessary correlate. We all know the addage: "Love is not enough".

The first child is also likely to disturb the dyadic quality of the relationship between the parents. Another question significant to the present discussion is to which extent dyadic relationships can be reestablished or established after the last child has left the parental home, i.e., in middle and later adulthood. From the foregoing it is fairly clear that no relationship between two people is necessarily a dyadic one, and certainly not a formal partnership.

Partnership can be defined at least along three dimensions: 1) A motivational dimension, instrumental to achieve a common goal by contract, most clearly manifest in business partnership. 2) An experiential one which consists essentially of some sort of sharing or at least exchange of feelings and/or thoughts. Its emergence may not depend only on voluntary involvement. 3) A time dimension defining limits to the extension in time of the relationship.

Partnership consists of sharing and/or cooperation, which may involve, to a much greater extent than generally found in friendship and love relationships, elements of competiteness. In partnership, cooperation results from some sort of agreement to pursue a common aim. It is this instrumental quality which distinguishes partnership from friendship and love or any kind of dyadic relationship in the narrower sense (34). Partners, even "sex partners", are not always expected to and do not always love or even like each other; in fact, at times they are likely to become competitors.

The second, experiential dimension of partnership may come into existence and persist, depending on a variety of conditions, for a shorter or longer period of time. It will mainly depend on the strength of the common aim and the existence of some sort of emotional tie. The latter again may vary from positive, such as in the case of friendship or love, to even negative, such as fear of a common danger. In fact, such an experience of sharing enforced *temporary* partnership may be felt in absence of voluntary involvement by either of the two partners. Such marginal cases can be found in extreme situations imposed entirely by external circumstances, such as natural disaster, war, concentration camp internment, or in situations in which only one or both of the partners are deprived of freedom of decision. There are also cases in which one partner initiates the event volitionally and compels or forces the other into complicity or "partnership".

Finally, there is the element of time: any time spent together, as in a trip, a walk, or just standing in line together enhances the likelihood of feelings of partnership coming into existence, or for existing feelings to become stronger, even in the absence of any formal or informal contractual relationship. In most formally concluded partnerships, as in marriage, the time element is included as an integral part of the contract.

The development of partnership in its relation to sexuality

It is obvious that the concept of partnership does not imply sexuality. It is equally obvious that any concept of sexuality necessarily implies some sort of partnership in its broader sense. The type of partnership implied, however, may vary greatly with the nature or quality of sexual experience or behavior. Moreover, while partnership develops over the lifespan without any necessary relationship to sexuality, certain facets of sexual behavior and of sexuality in the broader sense cannot be acquired except in the context of specific types of partnership relations.

A good deal is known empirically about the development over the lifespan of nearly all major physical aspects of human sexuality (16, 37). Yet, considerable gaps exist in theory and factual knowledge concerning the development of psychosocial aspects of sexuality, in particular, its relationship to partnership.

The first years of life

There is little doubt that sexuality enters into a persons' life quite early (35). Sex of the fetus can now be determined in utero. There is evidence that prospective parents, especially parents of newborns relate to the baby according to its sex. Thus, at least one aspect of sexuality is perceived by the parents, if not imprinted on the newborn, and reinforced by the newborn's sex. There is little evidence that infants and very young children can relate cognitive or emotionally pleasurable experiences to sexuality in terms of sexual identity or emotional interaction.

Without going into the question of whether it is logically or empirically necessary to posit (following Freud (13) a universal existence of infantile and pregenital sexuality for a full understanding of later manifestations of sexuality, one may say that (as described by Freud) it implies in all its phases fantasy relationships to significant others (parents or parent-substitutes), but certainly not partnership. According to Freud, the infantile ego is not able to form any relationship which requires a conscious awareness of one's individual boundaries and a clear distinction between fantasy. In that sense, mother-child or parent-child relationships cannot and, in fact, are not considered partnership relations. Unless pathologically sexualized by the parent such relationships are ordinarily void of sexuality. What is learned by the child in these relationships (as Erikson (11) has argued) are certain modes of person-to-person interactions, some of which may become very significant for a later capacity to develop intimate partnership relations and/or to develop the capacity to integrate positive sexual experience into personal identity.

Middle and later childhood

It is only in middle and later childhood that awareness of gender identity develops, leading at times to sexplay in various forms. Such play has been found to be motivated mostly by a desire or an urge to explore one's own and other's physical gender identity. It is generally accompanied and then reinforced by pleasurable sensation. Such play may range from social role-playing (playing "papa and mama") to voyeuristic and/or physical exploration of one's self and of other children, normally of the same age group. Frequently, these are siblings of opposite or even the same sex. The frequency and quality of such behavior may vary greatly according to cultural, socioeconomic, and especially family and housing conditions. In fact, there is relatively little reliable information available, and what is known stems mostly from retrospective accounts, particularly from patients in psychotherapy. Such early sexual explorations generally require some degree of cooperation on the part of the "partner". It is questionable whether such relations can be viewed as partnerships.

Partnership relations can be established only when cognitive development reaches a point at which both the ideas of mutuality and equality, as well as the idea of goal- and time-limitation are understood. This, however, is possible only after the stage of "moral autonomy" (28) is reached, and after intellectual development has reached a stage of some understanding of abstract concepts.

The period of later childhood, before preadolescence, is considered, for different reasons, as crucial in the development of interpersonal aspects of ego development (11, 28, 38). During this period self- and self-other perception becomes possible from a vantage point of autonomous moral judgement (which implies committment to rules on the basis of mutuality and equality). In the development of friendship it thus becomes easier to reveal secrets and to achieve intimate communication. For the first time, true partnership relations become possible, since both parties are now cognitively able, to agree about common aims, and to agree on a set of rules by which these aims are to be achieved. At this stage, as mentioned, most partnerships formed are between members of the same sex, a tendency created by the culturally prescribed similarity of aims, mostly in the reaims of play, sports, and study.

Partnership then, even in its earlier and simpler, more time-limited forms, requires a higher level of cognitive and ego development than do the more primitive forms of friendship. Only during the following preadolescent period do both friendship and partnership gain new dimensions. With an expanding sense of identity, emotional interaction now becomes possible, both on a deeper level of feeling, as well as on the level of communicated emotion. Not only is it that the capacity for intimate relations starts to grow, but awareness of its emotional value in human relations for both the individual and for the partner increases. From clinical experience, one can agree with Sullivan that the failure to develop during this period of development a "best friend" or "chum" relationship foreshadows serious limitations in the development of full identity, and subsequent problems in the establishment of any kind of constructive and/or satisfying dual relationship or interpersonal relationship during adult life.

Pre-adolescence and adolescence

It is at the end of preadolescence and during early adolescence that opposite sex partners start to engage in such friendship and or partnership relationships. Depending on the prevailing cultural conditions and on progressively developing, physically felt, sexual capacities and needs, such relationships may become more or less easily sexualized or even turn into sexual relationships in which friendship and/or partnership may or may not be preserved.

This, of course, is also a consequence of the fact that sexuality in its full, genitally oriented meaning develops during the preadolescent and adolescent years, along with physical growth and endocrine development through which sexual maturity is achieved. Its realization, however, is universally subjected to social prescription, and in western society greatly constrained. But apart from existing social parameters, manifestations of sexuality at this stage are determined to a great extent by growing physical prowess, particularly on the part of young males, and partly by lack of experience in adult psychological and interpersonal interaction. Adolescent and post-adolescent sexuality is also deprived of its basic function to serve procreation in societies in which procreation is discouraged or prohibited in the absence of ritualised legal or at least formal committment to long-term partnership, such as marriage. It is under these conditions of an unholy alliance between surplus physical capacity and readiness on the one hand, and social constriction on the other hand that adolescent and early adult sexuality acquires its romantic, hedonistic, at times aggressive and socially deviant flavor.

A particular problem is posed by the now increasingly prolonged young adulthood preceding marriage. Little is known about how this phase (characteristic mostly for the better educated middle class) influences the development of sexuality. Does it, as one could expect from Erikson, deepen intimacy, or instead promote predominantly hedonistic attitudes?

When in middle and late adolescence a sufficient degree of personal (including gender) identity is achieved, relationships may increasingly take on the attributes of dyadic relationships (which we regard as the highest, i.e., the most complex form of dual relationships). It is, however, at this period that sexual maturation starts to make itself felt. Consequently, for the first time in life the possibility of an interface between partnership and genital sexuality arises. Dating behavior may serve as a good example for such an early partnership relationship. More or less mutual sexual attraction leads to agreement on character and frequency of meetings and, particularly, on "how far" each of the parties to the agreement is allowed to go in the expression of sexuality. In most cases, the form and content of such dating contracts are heavily influenced if not scripted by the adolescent culture of which the youngsters are part. Frequently, such a partnership develops under the cover of study, sport, or work associations. To the partners, however, it is clear what the really binding motives are. Further, culturally recognized and sometimes ritualized rules exist that delineate the conditions under which such early partnerships can be "fairly" dissolved. Generally, it is not difficult to distinguish between such early sex partnership and the frequently one-sided "infatuation" or "romantic"-type love relationship, whether or not it is accompanied by sexual activity.

More frequently than one likes to think in our liberal era, young partners lack basic information about sex and have had little or no sexual experience. An important part of their agreement is that their relationship and, especially, sexual acitivity should be kept secret (at least from authority figures). Generally, there is also agreement on the desirability of preventing conception. This agreed-upon secrecy is very different from the secrecy and loyalty naturally linked to intimacy. It is part of the artificiality basically inherent in some romantic love relationship.

Late adolescence and young adulthood

Dating partnership changes its character during the next stage of psychosexual development in late adolescence and young adulthood. It is only during this period that personality reaches a level of differentiation and integration which permits a potentially realistic perception of one's identity and the quality of its boundaries. It is also in this preparental period that gender roles are most distinctly differentiated from each other (14, 2, 3), sexual urges are strongest in both sexes, and sexual prowess is strongest in the male.

In previous periods in history, as, for example, revealed in the "Chapters of the Fathers" in the ancient Hebrew writing of the Mishna ("at 18 for marriage") youngsters were encouraged by the social code and induced or even forced by their parents to conclude partnership contracts for life, i.e., to marry and fulfill the "parental imperative". It was assumed that friendship and love would develop, at least to the extent required for the coherence of the family, as an agent of socialization and the economic unit.

Since then, two major changes occurred in the value system: love, friendship, and intimacy started to be considered as, at least, highly desirable preconditions for marriage and sexual intercourse. Concomitantly, the hedonistic aspects of sex, previously denied in western culture to the extent of "lust" being considered "sin" became morally more exceptable. It is interesting to note that in ancient Hebrew tradition, as revealed in the Jewish marriage contract "Ketuba", the prospective husband is committed, by signature before witnesses, to satisfy his wife's sexual needs.

During the second half of this century some important bio-social developments occurred: 1) The life expectancy increased drastically. 2) Increasing educational and occupational demands led to prolonged economic dependence of young adults into their early and even late 20s. This trend was further strengthened by two other historical events: introduction of the contraceptive pill, and the success of the Women's Liberation movement which lead to considerable change in attitudes toward women's work and family roles, and toward sex. The combined effect of extended future perspective, a prolonged process of occupational socialization, improved contraceptive devices, protection from venereal disease, and the drastic changes in women's societal roles led to postponement of plans for marriage childbearing. Finally, during the second half of the 1970s and during the 1980s the necessity of marriage started to be questioned, not only for justification of sexual relations, but also as a prerequisite for parenthood.

The new ideology took marriage out of the realm of parental and social control, although marriage contracts are still concluded ritually and considered binding for life. Sexual relations, however, were increasingly considered to be a legitimate expression of love, intimacy, mental and physical compatibility. Courtship under these conditions acquired the function of allowing for testing the extent of spontaneous mutuality and compatibility before entering a contractual relationship. The love-sex partners themselves became entitled to decide whether and how to "legalize" their relationship. In this situation, the contractual part is considered by the partners as more relevant for economic and educational aspects of marriage than for the quality and duration of the love and sexual relationship.

At this point, the expression of sexuality started to be acknowledged as means to an end. The individual became largely recognized as the most important agent in determining the expression of his/her sexuality. From the point of view of the present discussion, it seems important that this interface of historical change with changes in the course of lifespan development greatly deprived (or freed?) the expression of sexuality from its most basic, procreational function, and from traditional (nearly universal) societal regulation. Its importance had been greatly reduced. Dating or "going steady" are only rarely considered a prelude to marriage. According to our thesis, all this had to lead to an increase in the importance of the contractual aspects of partnership in sexual relations, in all stages of development.

Under such conditions it becomes important for the maintenance of one's own self-integrity to arrive at a contractual agreement with a sex partner which clarifies the type and temporal extent of a relationship, and the conditions for its conclusion. The most pronounced manifestation of this form of partnership can be found in the cohabitation phenomenon. This form of partnership is not exclusive to late adolescence or early adulthood, and can be found at all stages of development, including during the second half of life and in old age.

Little is known empirically about the quality of such relationships. It appears that more sexual satisfaction is reported by younger people in such cohabitational relationships than in marriage, particularly after the birth of the first child. As Fooken's (12) data seem to indicate, a similar trend appears in the reports of post marital (widowed or divorced) middle-aged and aging women. More interpersonal tension is reported, however, in cohabitational situations. Since one can assume, at least for the younger generations, that a love relationship preceded marital or quasi-marital arrangements, it seems that it is the nature of the contractual or partnership facets which makes the difference.

As mentioned above, it has been noted by Simmel (34) that, paradoxically, too much abandon in an intimate love relationship may lead to an early break-up of the partnership. However, long-term partnership such as in marriage may easily lead to emotional and interpersonal conflict just because of the necessity to invest physical and psychic energy at the expense of intimacy in sexual and interpersonal relations.

The parental imperative

The next phase of development of sexuality and partnership is characterized by what Gutmann (14) calls the "parental imperative". This is a period in which earlier sex differences in the development and expression of sexuality become most distinct. Most authors agree that females at this stage reach, in most aspects of sexual behavior and experience, full sexual maturity, while in males signs of decline, though light, make themselves felt. The effects of this out-of-phase development of the marital partners may be aggravated by a variety of psychological and social conditions, related in particular to the processes of childbearing and mothering, and also to the career development of either or both partners. It is during this period of multiple stress that regulative functions of partnership relations need to be strengthened in order to protect feelings of intimacy and love, i.e., the dyadic nature of the sexual relationship.

Very intricate relationships develop between satisfaction in sexual relationships, cooperative partnership, and dyadic intimate relationships (24). The latter, of course, bear the challenging burden of exclusivity in quality and in their lack of finite boundaries in time. In any married or quasi-married partnership the particular balance between basically quite different aspects of the love partnership will be determined ultimately by the fit of the partners' personalities and their adherence to the relevant socio-cultural scripts. In their absence, as divorce statistics show, the marriage is likely to break-up, paradoxically, after the birth of the first or second child.

The return to the "empty nest" and the second half of life

By the time the last child leaves the parental home the parents, entering the "post-parental" period, generally have passed into middle adulthood. They have entered or are about to enter their 50s, and once more are left as a twosome. The major implications of this transition for sexuality are not only seen in the advent of menopause for women. Their capacity and motivation to perform and enjoy sexual activity remains preserved. In men, a further decline in sexual prowess, accompanied by fears of failure, is most likely to occur, while their procreative capacity is maintained into old age. Again, normative social stresses interact with these physiological changes. More important during this period, integration and amalgamation of feminine and masculine traits is said to occur on a psychosocial level in both men and women. This has been noted by Jung (18) and Erikson (11) and supported by cross-sectional cross-cultural research (14). Longitudinal studies of marital relations are rare (6, 17), but they also point in this direction. In the Shanan (31) study, it also became evident that the change in coping-style in women from the traditional more passive to a more active one frequently poses a serious problem for men who become aware of their now more passive inclinations, which they relate to weakening potency.

From this point in time the likelihood of sexual relations becoming an aim in its own right increases considerably for both sexes, whether married or not. This is part of what Gutman (14) refers to as "reclaimed powers". The use and enjoyment of these reclaimed powers, however, is, in the light of the above-mentioned physical and psychological constraints, most likely to depend to a great extent on the capacity to establish appropriate regulative partnership relations.

The next and last two phases of human development, the transition from middle to old age, and old age itself, are characterized by a progressive decline in physical prowess and a slowing down of central nervous system and metabolic activity. These eventually reveal themselves both in the endocrine, i.e., (sexual drive) and motoric aspects of sexual activity. Thus, while sexuality maintains itself into old age, its physical, social, and psychological qualities can be assumed to change during the last three and certainly last two decades of life.

The expression of sexuality and the establishment of a new partnership or maintenance of an existing partnership can only be understood in the context of a changing psycho-ecology of the aging person. It is marked by significant and progressive role losses, even for those who are able to maintain a satisfactory level of health and income, along with a basically unchanged level and style of cognitive and ego functioning (30). Still ready to cope actively with, for them, incredibly rapid-technological, political and social changes, the elderly are still faced with an environment that reveals pervasive negative attitudes towards the aging person.

Among these negative biases, the image of the older person as sexless is a central one. At times, any manifestation of sexual need or sexual behavior is considered perverse. Women, even more than men, are prone to be subject to such attitudes and, in fact, are socialized to adopt these attitudes into their self-image. This is most probably also one of the main reasons why social scientists have also greatly neglected the study of the role of sexuality, including its relationship to partnership during the later part of life. Consequently, scientific information on attachment, intimacy, and marital satisfaction, and, of course, on sexual behavior itself becomes increasingly scanty as one moves up the course of development.

To conclude, we would like to point out some major foci to which attention should be paid in promoting theory and empirical research on the relationships between partnership and sexuality in old age. First of all, one has to remind oneself that the number of intact marriages decreases drastically as a consequence of differential mortality. Thus, the problem of sexuality and partnership becomes mainly a problem (though, of course, not exclusively) for the increasing number of widows and aging female divorcees. Fooken (12) has pointed to many of the complexities of this problem and suggested that the situation today is different from what could be expected from existing stereotypes.

Secondly, one has to keep in mind that chronic illness is on the increase in this age group and constitutes a serious problem for any afflicted partner. Kruse (20) has shown that in such cases there are considerable individual differences in the way couples cope with the situation. They depend a great deal on the previous development of the partner relationship in the broader sense of the term.

Finally, as one considers those in the late seventh and eighth decades, the number of both older single persons and couples living in homes for the aged and institutions increases sharply.

Most of the information available on friendship and on manifestations of sexuality has been and is gathered in such institutions in which individual freedom of choice and decision-making is definitely constrained. Most of the studies are of the survey type and really deal mostly, at least in the light of the definitional framework presented here, with companionship, and with dependent attachment. In fact, one of the complaints of older people is that old friendships had been interrupted by death or relocation, and that new "real" friendships are difficult to establish. This is probably true, with some exceptions, for all types of dyadic relationships.

Widowhood, chronic illness, and at least some isolation from society caused by institutional life represent major incidents of loss. Yet losses are also experienced by those who are economically, physically, and psycho-socially able to maintain themselves independently in the community. There is little doubt that cumulative stress stemming from losses progressively constrains ones capacity for spontaneity in general, and in sexual relations in particular. It therefore seems important to be able to establish appropriate partnership relations to maintain or to revive sexuality. More than at other periods in life, the partners in sexual relations are called to consider the weaknesses and idiosyncracies of the other. This is true for both the physical aspects of sexual contact, as well as for the emotional interpersonal and even social aspects of sexual relations (and possibly even more so of love relations). In fact, it is the difficulty that older people experience in dealing with the frequency, extent, and style of expression of their still-existent sexuality, that prevents them from doing so, and thus impoverishes an important dimension of their personhood.

Some major limitations of the foregoing discussion may be seen (in addition to a lack of reference to other than heterosexual activity) in the absence of a more detailed analysis of gender differences (24). It is well known that from an early age women are trained (to a much greater extent than men) for emotional expressivity, interpersonal communication, and partnership, even in present day society. Women are also still trained to control free expression of their sexuality, at least much more so then men. Thus, as could be only be hinted at in this brief review, the interface between sexuality and partnership is different for men and women at nearly all stages of human development. One is inclined to propose that only during later adulthood the differences are likely to diminish.

Another limitation of the present analysis may be seen in the nearly complete absence of reference to individual differences, particularly those becoming evident in the developmental trajectory of different personality types (30).

All these could constitute intriguing topics for further theoretical and empirical exploration. Their analysis could contribute to more refined tests of the central proposition presented here, namely, that the role of partnership (albeit contractual partnership) in the expression of sexuality is likely to increase in the absence of procreative function in sexual relations, and in the face of weak dyadic bonds. In these instances, partnership in its contractual connotation becomes necessary since readiness to actively cope with the stress arising from the efforts to maintain dyadic relations (weakened by competing foci of interests and/or physical limitations) is likely to give way to passivity, as frequently seen in advanced age. Hence, the study of the interface of partnership and sexuality during the second half of the lifespan and in old age offers opportunities to analyze the intricacies and vicissitudes of adult sexuality in light of their antecedents earlier in the lifespan.

References

1. Amann (1991) this volume
2. Bauman A (1986) Images of motherhood and fatherhood in the transition to parenthood (unpublished Ph. D. Dissertation). The Hebrew University of Jerusalem, Jerusalem
3. Bella Hacohen M (1987) Sex differences in mental health during adulthood and the later years (unpublished M. A. Dissertation). The Hebrew University of Jerusalem, Jerusalem
4. Bowlby R (1958) The nature of the child's tie to his mother, Int J of Psychoanal 39: 350–373
5. Buhrmester D, Furman W (1986) In: VJ Derlega, BA Winstead (eds) Friendship and Social Interaction
6. Busse EW, Eisdorfer C (1970) Two thousand years of married life. In: Palmore E. (ed) Normal Aging. Duke University Press, Durham, North Carolina, USA
7. Christenson CV, Gagnon JH (1965) Sexual Behavior in a group of older women. J of Gerontology 20: 351–356
8. Comfort A (1972) The Joy of Sex. Crown, New York
9. Comfort A (1980) Sexuality in later life. In: JE Birren, and BR Sloane BR, Handbook of Mental Age and Aging. p 885–892, Prentice Hall, New York
10. Emmerich W, Goldman KS, Kirsh B, Sharabany R (1977) Child Development 48: 930–938
11. Erikson EH (1968) Identitiy and the Life Cycle. Norton, New York
12. Fooken I (1991) this volume
13. Freud S (1905) Three Essays on the Theory of Sexuality, standard edition, vol. 7. Hogarth Press, London, pp 125–243
14. Gutmann D (1989) Reclaimed Powers. Basic Books, New York
15. Harlow HF (1958) The nature of love. American Psychologist, 13: 673–685
16. Hermanova HM (1983) Human sexuality and Aging, in M. Bergener, U. Lehr, E. Lang and R. Schmitz-Scherzer (Eds) Aging in the Eighties and Beyond, Springer, New York
17. Holahan CK (1984) Marital attitudes over 40 years: a longitudinal and cohort analysis, J. of Gerontology, 39, p 49–57
18. Jung CG (1972) The stages of life. In: H Read, M Fordham, G Adler, W McGuire (eds) The Structure and Dynamics of the Psyche 2nd edn, Princeton University Press
19. Kinsey AC, Pomeroy WB, Martin CE (1948) Sexual Behavior in the Human male. W.B. Saunders, Philadelphia
20. Kruse A (1991) this volume
21. Long Laws J (1980) Female Sexuality through the Life span. In: Baltes PB, Brim OG (Eds) Life Span Development and Behavior Academic Press, New York
22. Masters WH, Johnson VE (1966) Human Sexual response, Little Brown, Boston
23. Morris D (1969) The Human Zoo, Jonathan Cape, London
24. Neiswender, Reedy, MG, Birren JE, Schale WK (1981) Age and sex differences in satisfying Love relationships across the adult life span. Human Development, 24: 52–66
25. Morris JE, Rubin KH (1984) Peer Interaction and Communication: A Life Span perspective. In: PB Baltes, OG Brim (eds) Life Span Development and Behavior. Academic Press, New York
26. Olbrich E (1991) this volume
27. Pfeiffer E (1969) Sexual Behavior in old Age. In EW Busse and E Pfeiffer (eds) Behavior and Adaptation in later life, Little Brown, Boston
28. Piaget J, The Moral Judgment of the Child. Free Press, New York (Original in French: 1932)
29. Roberts W (1984) Significant elements in the relationships of long married couples, Int. J. of Aging and Human Development, 10: 265–271
30. Shanan J (1985) Personality Types and Culture in later Adulthood. Karger, Basel, New York
31. Shanan J (1990) Coping Styles and Coping Strategies in later Life. In: M Bergener, SI Finkel (eds) Clinical and Scientific Geriatrics, Vol. 1, Springer, New York

32. Sharabany R (1984) The development of capacity for altruism as a function of object relations development and vicissitudes. In: E Staub, D Bar Tal, J Karilowski, J Breykowski (eds) Development and Maintenance of Prosocial Behavior. Plenum, New York
33. Staub E, Bar Tal D, Karilowski J and Rreykowski J (eds) Development and Maintenance of Prosocial Behavior. Plenum, New York
34. Simmel G (1950) The Sociology of George Simmel, Glencoe, III, Free Press
35. Simon W and Gagnon JH (1969) On Psychosexual Development. In: DA Goslin (ed) Handbook of Socialisation Theory and Research. Rand McNally, Chicago
36. Spitz R (1963) The first year of life. Int. University Press, New York
37. Starr B (1985) Sexuality and Aging, in Eisdorfer C (Ed) Annual Review of Gerontology and Geriactrics. Vol. 5 p. 97–126. Springer, New York
38. Sullivan HS (1953) The Interpersonal Theory of Psychiatry. Norton, New York
39. Tesch SA (1983) Review of Friendship Development across the life span. Human Development, 26: 266–276
40. Winstead BA (1986) Sex differences in same-sex friendships. In: Derlega VJ and Winstead BA (eds) Friendship and Social Interaction

Author's address:
Prof. Dr. J. Shanan
Dept. of Psychology, Human Development Center
Hebrew University of Jerusalem
Givat Ram, Jerusalem, Israel

Intimacy: Health Status and Social Change

E. W. Busse

North Carolina Institute of Medicine, Dean Emeritus, Duke University School of Medicine

Introduction

Intimacy[1] and sexual actiyity are two of several human needs and drives that can be considered separately or together. There are individual differences in intensity and persistence of such drives that fluctuate and change throughout the life span. The drives are influenced by biological development, age, disease and disability, and the physical-social environment.

Definition and Theories

Intimacy is a term that recognizes the existence of a close relationship between two or more individuals. Intimacy may be limited to a specific behavior, such as sexual activity and touching, but usually includes psychosocial activity based on familiarity with attitudes, values, and methods of decision making.

Behavioral theorists such as Harry Stack Sullivan (13) believe that intimacy is a need that persists throughout life; however, the type of intimacy does change. He believes that when the developing human moves from the juvenile era to the adolescent stage there is a change in the type of intimacy that is needed. In the juvenile era, playmates are needed that are very much like oneself, but as adolescence approaches there is a marked and spectacular change in the appearance of a new type of interest in another person. Intimacy changes from seeking someone "quite like oneself to the seeking of someone who is in a very real sense very different from oneself" ((13), p 264). This shift in the need for intimacy is primarily directed to a member of the opposite sex. Sullivan, like other theorists, recognizes that this change is biologically driven and is referred to as lust or sexual drive. The failure to make such a shift clearly has consequences which affect the individual throughout his or her adult life.

Erikson (8) holds that the capacity for true intimacy is achieved during adolescence if the person attains "ego synthesis" resulting in "ego identity". Failure

---

[1] The term **intimacy** is not utilized in three books concerned with sex in late life. Butler and Lewis (1976) describe the "second language of sex" that includes many of the essential features of intimacy. Rubin and Newman (1969) and Brecher (1984) discuss the importance of love and the characteristics of love that change with aging.

of "ego synthesis" ends in "ego diffusion" that prevents the capacity for intimacy.

The characteristics of intimacy are clearly affected by two of the major biologic changes involving sexual activity: puberty/adolescence and the decline in sexual capabilities as the result of aging. Aging brings biologic and social changes; age-changes need to be anticipated, recognized, tolerated, and appropriate adjustments made. Also, age-changes in the male and female are often different and often occur at varying chronological ages, e.g., menopause in the female.

According to Weg (14), the need for intimacy is present throughout the lifespan, although it can wax and wane. Weg further suggests that intimacy in the later part of the life span increases in importance as other sources of self-esteem are diminished. The decline in sexual capacity may be one of those alterations that is compensated for by increased need for intimacy. Calderone and Johnson (5), in a discussion of sex and aging, view intimacy as "when people delight in each other ... in an atmosphere based upon mutuality, reciprocity, and total trust in each other", and that "this is surely the kind of relationship that every human being seeks even if it does not involve physical sex" ((5) p 453).

Sexual Activity as a Psychophysiologic Process

Sexual activity and associated sexual behavior are complex psychophysiological processes. Often sexual activity is pleasurable and can add to life satisfactions and promote intimacy. Unfortunately, when sexual impulses and activities are frustrated or impossible, the failure to express sexual feelings and physical needs can result in unacceptable behavior and can be devastating to the individual and to others.

Sexual activity can be stimulated by internal and external impulses that can originate in parts of the body, primarily in the sexually sensitive portions of the body, and involve the brain. All of these components are affected by biologic aging and usually are seen as a decline in size and efficiency of function. The aging processes are not similar in all individuals and these individual differences widen with the passage of time.

Aging processes do affect the physical appearances of people. There are substantial changes in the skin, the hair, muscle and skeletal size and strength, appearance and retention of teeth and declines in all the sensations: visual, auditory, gustatory, tactile, and so forth. The decay and loss of teeth were observed by Shakespeare and Dickens to be major contributors to ugliness associated with aging. Consequently, the definitions or the standards of what is considered beautiful and sexually attractive do or should change, of necessity, with the passage of time.

Butler and Lewis ((4) p 6) state, "The idea of beauty needs more sophisticated redefinition so that it includes character, intelligence, expressiveness, knowledge, achievement, disposition, tone of voice and speech patterns, posture and bearing, warmth, personal style, and social skills".

The frequency of acute illnesses and the impact of chronic disease and disability are important factors in sexual behavior in late life. Unfortunately, in late life one partner may become incapacitated or chronically ill while the other partner remains healthy and vigorous. Numerous emotional conflicts arise as the sick person feels guilty because he or she is unable to participate in sexual behavior, while the healthy person may also become anxious or depressed because he or she feels they may be making unrealistic demands.

As previously noted, sexual interest and capacity for sexual activity vary considerably in the later years. If marital partners are parallel in their sexual interests, they are indeed fortunate. There are some very well adjusted couples who deny any interest or activity in sex and say that they find their happiness and intimacy in other sources of sharing life's satisfactions. Some state that being sexless in old age provides relief from guilt and escape from an activity that was never fully satisfactory.

As to surgical procedures affecting sexual behavior, there are many women who report that a mastectomy is much more traumatic than a hysterectomy. Obviously, the mastectomy influences the body image, while a hysterectomy cannot be detected by a casual observer. Reconstructive breast surgery has become common. A prostectomy in males may be traumatic, but in many instances this can be easily avoided.

Physical and Emotional Intimacy in Late Life

The need for physical intimacy clearly occurs in older people as many older persons appear to be "touch hungry" (11). This need can be satisfied by physical contact with other adults, but is often derived from contact with grandchildren and pets. Intimacy does include various components such as the physical, social, intellectual, spiritual, and emotional. Each may occur relatively independently and have a cyclic aspect. Weiss (15) reports that intimacy in late life is particularly important as it can effectively serve as an intervening, mediating or buffering factor in adaptation to stress.

Intimacy is a major contributor to marital success in late life. Older men and women often describe the most rewarding aspects of marriage as companionship and being able to express true feelings to each other. Successful marriages in late life are very dependent on the sharing of values and mutual interests.

Adverse reactions to retirement are, in part, attributable to the failure of older couples to improve their intimacy. It is a failure to discuss the inevitable life style and biological changes that occur in late life. The pleasures derived from passion and romance continue into old age. This can be easily recognized when observing social activities in senior centers. Festive dress and flirtatious behavior emerge during certain social activities, especially dancing and singing. Playing games also provides a similar opportunity for expression of the need for contact with others.

Sexual Activity in Late Life

The Duke Longitudinal Studies have provided data regarding sexual behavior, and attitudes regarding sexuality which have been reported in a number of journals. Approximately 60% of married couples between the ages of 60–74 years remain sexually active; there is a small decline in the frequency of sexual activity over this span of approximately 14 years. However, after the age of 75 coitus frequency declines so that by the late 70s only 30 % of married couples report sexual activity. After age 85, 7–10 % continue occasional sexual intimacies. The continuation of sexual activity depends upon several interrelated factors. The physical and mental health of the partner is important and, of course, the likelihood of the unavailability of a sexual partner increases. However, 7 % of subjects, after the age of 75 who are widowed continue to have sexual relations. Many men who do not engage in sexual activity express a continuing interest in sexual activity and believe that under proper circumstances they would be sexually active. This is approximately 80 % of such men in good health. Many widowed women lose interest in sex; about one-third of elderly women maintain interest in sex. This loss may be the direct result of the lack of stimuli since the older woman lives in a predominantly woman's world.

As to the decline and eventual loss of sexual ability, both men and women attribute this responsibility for cessation of sexual activity to the male partner.

The male/female ratio of the older population undoubtedly is of major importance in sexual activity. Two-thirds of men 65 years of age and older live with wives, but only one-third of women over 65 have husbands. Most older men are married while most older women are widows. There are almost four times as many widows as widowers. Furthermore, a widower is likely to remarry at a much higher rate than females and are very likely to marry a younger woman. For married males over the age of 75 years, only one-third have wives over age 75. One-half of the males have wives between 65 and 74 years of age and one-fifth have wives under 65 years of age. Some women over the age of 75 do have younger husbands. Three percent have husbands under 65 years of age and 20 % have younger husbands between the ages of 65–74. The remainder have husbands their own age or older.

This male/female difference in survival into late life often requires that the need for intimacy is shifted from one of the opposite sex to one or more of the same sex. It is often observed that a widow develops an intimate relationship with one of her family members – often a younger sister or a daughter. It has often been observed that the single surviving elderly male will seek out male companionship. It is possible that the need for intimacy is met by the development of male and female groups who seek companionship and mutual support.

Sleep and Dreams

Age changes are easily identified in the electroencephalogram, both in awake and asleep states. Psychophysiologic activity of the brain is influenced by aging and, in turn, is reflected in sexual fantasies (day dreams) and sleep dreams. Many elderly people have difficulty mobilizing mental imaging (16) and visual recall, and sexual fantasies and dreams become less important to the stimulation of sexual activity with advancing years. It is well known that touch becomes very important in the stimulation of sexual arousal.

It is assumed, perhaps because of the influence of Freud, that the content of dreams has been strongly influenced by daytime events. This assumption has been very important to psychoanalytic theory and practice. The content of dreams is rarely a subject of discussion unless the individual reporting the dream feels secure because it is related and of interest to the listeners. Dreams with an erotic or hostile component are not usually shared with persons other than those who are intimately related to the dreamer. Recent research has indicated that the dominant content of a dream can be influenced by events that have occurred in the past and are precipitated by events that occur in a period of 6 to 7 days prior to the dream. Current research suggests that the substantial incorporation of daytime events into dreams occurs after delays of greater than 1 or 2 days. According to Nielsen and Powell ((9) p 564) the assumption that dreams invariably "echo events from the preceding day may be too simplistic". They also observe that an important content of a dream may be delayed for as much as 5 years.

Although, to the best of my knowledge, there is no systematic study of dreams in late life, it is my impression that dreams with a disastrous component do occur more frequently in late life, and an erotic dream is influenced by events which may have transpired in the relatively distant past. It is important to remember that dreams are usually associated with the REM phase of sleep. Periods of REM sleep appear approximately four times per night. Although the number of REM periods does not appear to change with advancing age, there is a change in the duration and time distribution of REM periods. In young adults, the REM periods successively increase in length over the course of a night; while with advancing age, the duration of REM periods becomes essentially the same. This physiological change may influence the duration of dreams that occur in that phase of sleep (3).

Successful Aging

Palmore (10) holds that a measure of life satisfaction is one of the best, if not the best, marker of successful aging. Palmore prefers to measure life satisfaction by a scale known as the Cantril self-anchoring ladder. This is self-anchoring, as it asks the respondents to first describe what they believe is the "best possible" and the "worst possible" life. These descriptions anchor the top and the bottom reference points. The respondents are asked to indicate on a 10-point ladder at which point they may be at present. Such a scale does reflect the affective state of the person as a whole and, as such, reflects the physical and the psychological states of the individual. Palmore believes that the scale predicts future health activity and psychological well-being much better than does chronological age.

As to the particulars of life satisfaction, in both men and women the following are the most critical factors: health status, which is self-rated; sexual enjoyment in the life span; financial stability and social activity. Although intimacy per se was not included in this evaluation, it is evident that at least two of the predictors of life satisfaction do contain elements of intimacy – sexual enjoyment and social activity. Palmore is convinced that measures of life satisfaction are correlated with longevity.

Sexual Intimacy and Long-term Care

The expression of the need for sexual intimacy is one of a variety of behavioral disturbances that occur among the elderly in nursing homes. In a survey of a large number of patients in 42 skilled nursing facilities, 64.2% of the patients were reported to have significant behavioral problems. Of these, 23.6% had serious problems. The seriously disturbing problems included exposure of genitalia and masturbation. Such behavior produces particularly adverse reactions by the staff. Rarely do staff realize that sexuality is an important part of self-image and that sexual gratification often remains important throughout life. Zimmer and Watson (17) surveyed residents of nursing facilities and found that, if asked "should patients have sex?", 39% of the men and 53% of the women said no. However, if asked "should old people be allowed sex?", 81% of the men and 75% of the women said yes. In attempts to resolve any conflicts within chronic care facilities, it is important that staff understand that a resident's activity is not to be limited by someone else's moral values. It is necessary to avoid sexual abuse of a resident. A regressing adult who manifests such sexual activity should not be condemned or made any more uncomfortable than would be a developing child.

Intimacy Versus Independence

Although intimacy makes a major contribution to enhancing measures of life satisfaction and a favorable quality of life, it appears that elderly Americans have a greater need to remain independent. An autonomous life style is preferred over living with others when the change may or may not provide friendship, companionship, and intimacy.

Thirty percent of Americans live alone; after age 85, 52% of women and 29% of men live alone, many in poor economic conditions. Despite the difficulties of living alone, the vast majority say they prefer to maintain independent living (6).

References

1. Baylor GW, Deslauriers D (1989) How are dreams made? Towards a computational model. Psychiatr J Univ Ottawa, 14(4): 566–571
2. Brecher E (1984) Love, Sex and Aging. New York, Consumers Union
3. Busse EW (1989) Cerebral metabolism and electrical activity. In: Busse & Blazer (eds), Geriatric Psychiatry. Washington DC, American Psychiatric Press, Inc., Pp. 135–161
4. Butler RN, Lewis MI (1976) Sex after Sixty: A Guide for Men and Women for Their Later Years. New York: Harper & Row, Publishers
5. Calderone MS, Johnson EW (1981) The human response systems: how they develop and how they work. In Calderone and Johnson (eds), The Family Book about Sexuality. New York: Harper & Row, Pp. 14–32
6. Commonwealth Fund: Living Alone. Report of the Commission on Elderly Living Alone.
7. English HB, English AC (eds) (1958) A Comprehensive Dictionary of Psychological and Psychoanalytic Terms. New York, David McKay Company
8. Erikson EH (1950) Childhood and Society. New York. W. W. Norton
9. Nielsen TA, Powell RA (1989) The "dream-lag" effect: a 6-day temporal delay in dream content incorporation. Psychiatr J Univ Ottawa, 14(4): 561–565
10. Palmore EB (1986) Life satisfactions as a marker of successful aging. Presented at the annual meeting of the Gerontological Society of America, November 20
11. Renshaw DC (1984) Touch hunger – a common marital problem. Medical Aspects of Human Sexuality, 18(5): 63–70
12. Rubin H, Newman B (1969) Active Sex after Sixty. New York: Arco
13. Sullivan HS (1953) The Interpersonal Theory of Psychiatry. New York. W. W. Norton & Company, Inc
14. Weg RB (1987) Intimacy and the later years. In: G Lesnoff-Caravaglia (ed), Handbook of Applied Gerontology. New York. Human Sciences Press, Pp. 127–142

15. Weiss L (1983) Intimacy and adaptation. In: RB Weg (ed), Sexuality in the Later Years: Roles and Behavior. New York: Academic Press, Pp. 147–166
16. Yesavage JA (1987) Gedächtnisstörungen im Alter: Therapeutische Ansätze. In Der ältere Patient in der Allgemeinpraxis. Basel: S Karger AG, 157–199
17. Zimmer JG, Watson N (1984) Treat A: Behavioral problems among patients in skilled nursing homes. American Journal of Public Health, 74: 1118–1121

Author's address:
Prof. Dr. E. Busse
Duke University
Medical Center
Box 2948
Durham, North Carolina 27710
USA

Partnerschaft und Liebe im Erwachsenenalter und Alter: Entwicklung in der Beziehung

E. Olbrich

Psychologisches Institut, Universität Erlangen-Nürnberg

Das Leben intimer Beziehung prägt Entwicklung im Erwachsenenalter entscheidend. Das gilt für die Entwicklung der Person, es gilt aber ebenso für deren Partner, Kinder, ihre Eltern und andere ihr nahestehende Menschen. Mehr als die Entwicklungspsychologie haben sich Familiensoziologie und Familienpsychologie mit Partnerschaft beschäftigt. Auf solche Arbeiten soll nachfolgend zurückgegriffen werden. Wenig findet sich in der Fachliteratur über die Liebe. Das ist verwunderlich, wird doch hier eine Kraft außer acht gelassen, die stärker als viele andere zu einem erfüllten Altern beitragen kann.

Voraussetzung von Beziehung: Identität

Eine Beziehung leben zu können, setzt Identität voraus. Erikson (9) postuliert, daß zentrale Entwicklungsaufgaben des frühen Erwachsenenalters mit der Ausbildung von Intimität und Distanzierung gegenüber Isolation und Verhaftetbleiben in Selbstbezogenheit erwachsen. Allerdings wird „erst nachdem ein einigermaßen sicheres Gefühl der Identität erreicht ist, eine wirkliche Intimität ... möglich" (S. 114). Unter Identität versteht Erikson das „angesammelte Vertrauen darauf, daß der Einheitlichkeit und Kontinuität, die man in den Augen anderer hat, eine Fähigkeit entspricht, eine innere Einheitlichkeit und Kontinuität aufrechtzuerhalten" (S. 107). Eine gefestigte Identität erlaubt es dem jungen Erwachsenen, sich selbst relativ konsistent so zu konzeptualisieren wie er ist, und seine Erfahrungen weitgehend kongruent mit der extern gegebenen Realität zu organisieren.

So können wir davon ausgehen, daß eine enge Bindung einem jungen Erwachsenen, der seine Identität gefunden hat, keine Angst einflößt. Wohl dürfte Bindung Anlaß zu Angst sein, solange er noch in Rollendiffusion verhaftet ist, seine Konzeptualisierung der eigenen persönlichen und sozialen Situation noch unsicher, inkonsistent und noch nicht kongruent mit der Realität seines Verhaltens in den verschiedenen Bereichen seines Lebens ist. Ein junger Mensch, der seine Identität noch nicht erreicht hat, der also – wiederum nach Eriksons Verständnis – noch keine Integration seiner psycho-sexuellen Strebungen mit den sozialen Rahmenbedingungen seiner Lebenssituation vollziehen konnte, muß doch in einer sehr nahen Beziehung fürchten, vom Partner geprägt zu werden, anstatt eigene Identität zu entwickeln. Fürchtet er gar, einem anderen kein vollwertiger Partner werden zu können, dann wird er wahrscheinlich der intimen Begegnung ausweichen. Auf der anderen Seite können wir annehmen, daß eine erwachsene Person, die ihre Identität erreicht hat, in einer partnerschaftlichen Beziehung die Möglichkeit erfährt, in einen intimen Austausch zu treten, d. h., sich selbst in relativ zentralen Bereichen des Erlebens und Verhaltens einem anderen mitzuteilen und den anderen ebenso relativ intim zu erfahren, ja, die eigene Entwicklung ein Stück weit von ihm prägen zu lassen.

Äußerlich bedeutet Leben von Intimität in der Regel das Eingehen einer engen, gegenseitig befriedigenden Beziehung. In der Regel ist dies die heterosexuelle Partnerschaft. Wir können aber davon ausgehen, daß Intimität auch im zentralen Austausch mit einem Freund oder einer Freundin gelebt werden kann, daß etwa für den Ordensmann oder die Ordensfrau ein intimer Austausch mit Gott möglich ist. Es ist eine die Kernbereiche persönlichen Erlebens und Verhaltens berührende Begegnung, die Entwicklung im frühen Erwachsenenalter beeinflußt. Sie ist ein soziales Geschehen, berührt aber zentrale binnenpsychische Bereiche der Person, in denen, dadurch angestoßen, Veränderung und Weiterentwicklung geschehen kann. – Die Gefahr der Isolation droht, wenn eine Person nicht fähig ist oder ein Scheitern ihrer Bemühungen erlebt, Gegenseitigkeit in einer Beziehung herzustellen.

Eine Studie von Orlowsky, Marcia und Lesser (43) bestätigt, daß Identität in der Tat eine Voraussetzung für dauerhafte Partnerschaft ist. Die Autoren berichten, daß junge Männer mit einer stabilen Identität am leichtesten in enge zwischenmenschliche Beziehungen eintreten konnten. Auf der anderen Seite waren jene jungen Erwachsenen, die noch „diffus" zwischen verschiedenen persönlichen, sozialen und beruflichen Rollen pendelten, stärker isoliert und weniger eindeutig an einen Partner gebunden. Kacerguis und Adams (22) konnten zeigen, daß höhere Stadien der Identitäts- bzw. Ich-Entwicklung mit intimeren, persönlich engagierten Beziehungen verbunden waren. Beziehungen solcher Partner wurden als reifer und stabiler angesehen. Daten aus der Oakland-Growth-Study sowie der Berkeley-Guidance-Study belegten, daß Ehepaare, bei denen der Mann in der Jugend und im frühen Erwachsenenalter eine gefestigte Identität erreicht hatte, nach etwa 20 Jahren des Zusammenlebens mehr eheliche Zufriedenheit erlebten und daß ihre Ehen weniger Indizes der Belastung aufwiesen als die Ehen von Paaren, bei denen Männer eine diffusere Identität gehabt hatten (49).

Neben solchen allgemeinen Befunden über Zusammenhänge zwischen Identität und Intimität müssen differentielle Ergebnisse berücksichtigt werden. Forschungen von Waterman und Nevid (55) zeigten, daß Frauen im sexuellen Bereich früher und eindeutiger ihre Identität erreichen. Bei Männern wurde indessen oft schon relativ früh eine vorweggenommene Identität im religiösen Bereich beobachtet. Orlowsky (42) zeigte, daß junge Männer, die relativ lange nach der Lösung von identitätsrelevanten Fragen gesucht hatten, eine größere persönliche Flexibilität aufwiesen. Sie waren vor allem in der Lage, mehr feminine Aspekte in ihrem Selbstbild zu erkennen und in ihrem Verhalten zu berücksichtigen.

Bei Whitbourne und Weinstock (56) finden sich weitere Belege dafür, daß relativ lange und intensive Arbeit beim Finden einer eigenen Identität bei Männern mit der Aufnahme von mehr femininen und androgynen Elementen in die eigene Geschlechterrolle einhergeht und damit die Wahrscheinlichkeit des Abstimmens eigener Bedürfnisse und Rollen mit den Bedürfnissen und Rollen der Partnerin verbessert. Frauen scheinen in unserer Gesellschaft relativ schneller und relativ eindeutiger zu einer weiblichen Identität hingeführt zu werden. Frauen indessen, die eindeutig traditionell aufgezogen werden, scheinen Schwierigkeiten bei der Entwicklung einer eigenständigen, also von Stereotypen und Normierungen abweichenden Konzeption von sich und dem eigenen Verhalten in der Partnerschaft zu haben. Intensive Identitätsarbeit führt dann in der Regel zum Einbezug von maskulinen oder androgynen Merkmalen ins eigene Verhalten. Die differentielle oder gar individuelle Entwicklung von jungen Frauen und Männern kann natürlich in sehr vielfältigen Formen von Partnerschaft auf sehr spezifische Weise zum Tragen kommen.

Partnerwahl und Entwicklung

Verfolgen wir die Entwicklung von Partnerschaft, so drängt sich der Eindruck auf, daß ausgehend von einem (relativ passiven) Zusammentreffen ähnlicher oder gleicher Merkmale ein Prozeß beginnt, der das Erleben von Gemeinsamkeit als Basis nutzt, um Unterschiedlichkeit (aktiv) zu bearbeiten.

Zwei grundlegend verschiedene Auffassungen haben sowohl das Alltagsverständnis von Partnerwahl als auch die wissenschaftliche Forschung über diesen Prozeß beeinflußt. Die eine ist die *Homogamie-Theorie,* die Ähnlichkeit als eine Voraussetzung von Partnerwahl postuliert („Gleich und Gleich gesellt sich gern"). Ähnlichkeit bezieht sich sowohl auf soziale und kulturelle Merkmale der Partner wie Bildungsniveau, Nationalität, sozioökonomischen Status, Alter, Rasse, Religionszugehörigkeit etc., sie bezieht sich auch auf psychische Merkmale. Die Gegenposition drückt die *Heterogamie-Theorie* aus. Sie geht davon aus, daß Gegensätzlichkeit das entscheidende Kriterium der Wahl sei („Gegensätze ziehen sich an"). Diese Position hebt vor allem den Wunsch nach Komplementarität hervor. In einer vielbeachteten Review hat Tharp (51) herausgestellt, daß Homogamie bei der Partnerwahl die Norm zu sein scheint. Er setzt sich scharf von der Heterogamieposition ab, die Winch (58) zu belegen versuchte. Barry (1) meint vermittelnd, daß zwar „Homogamie derzeit das Feld klar im Griff hat" (S. 43); er deutet aber zugleich an, daß eine differenziertere und tiefergehende Analyse beider Positionen nicht nur zu einer Integration, sondern auch zu einem besseren Verständnis von Partnerwahl und Partnerschaft beitragen kann. Dies mag darauf hinauslaufen, daß wir manche Gegensätze als bloße Endpole einer im Grunde gleichen Dimension verstehen lernen (57). In entwicklungspsychologischer Betrachtung werden wir Homogamie am Beginn einer Partnerschaft deutlicher erkennen, werden dann aber die Bearbeitung von Unterschiedlichkeit – und zwar auf der Basis von anfänglich erfahrener Ähnlichkeit – im Vordergrund sehen, und wiederum später oft Ähnlichkeit der Partner, die aber auf Gemeinsamkeit im Sinne der Verbindung von Elementen beider Personen beruht. Die Homogamie-Heterogamie Diskussion kann aber auch zu einer Psychologie führen, die den polaren Aufbau der Person betont, wie dies beispielsweise Jung tat. Er beschreibt häufig überraschende Evidenz dafür, daß intensiv gelebtes Leben seinen Gegenpol im Unbewußtsein konstelliert. Bezogen auf die Polarität männlich – weiblich führt Jung aus, daß ein Leben von Partnerschaft nicht nur die Erfahrung der Gegensätzlichkeit von männlichem und weiblichem Prinzip erlaube. Partnerschaft erleichtere auch binnenpsychische Entwicklung, indem jede Person sowohl männliche als auch weibliche Anteile in sich selbst erkenne. Eine solche Erfahrung erlaube es, anfängliche bloße Projektionen des eigenen gegengeschlechtlichen

Anteils vom Partner zurückzunehmen und damit frei zu werden für das Erkennen eines Gegenübers. Damit erst werde eine freie Interaktion mit dem anderen Geschlecht möglich. – Mit solchen Integrationsansätzen wechseln wir selbstverständlich zwischen Beobachtung und Interpretation. Bleiben wir zunächst beim manifest beobachtbaren, beim intersubjektiv eindeutig übereinstimmend beschreibbaren Verhalten von Partnerwahl.

Eine begriffliche Differenzierung vorab: Jäckel (18) unterscheidet zwischen Endogamie, aufgefaßt als „Kulturähnlichkeit" der Partner, und Homogamie, die Ähnlichkeit von psychischen Merkmalen benennt. Mit dieser Differenzierung wird eine Aufteilung von Einflußfaktoren auf die Partnerwahl empfohlen, der wir uns anschließen. Es ist die Unterscheidung zwischen kulturell-sozialen Rahmenbedingungen der Partnerwahl und psychischen Faktoren, soweit diese kognitiv erfaßbar und intersubjektiv mitteilbar sind.

Soziale und kulturelle Rahmenbedingungen der Partnerwahl

1. Schon 1958 kommen Katz und Hill (23) nach einer Durchsicht einer Reihe von amerikanischen Studien zur Auffassung, daß räumliche Nähe ein wesentlicher Faktor der Partnerwahl sei. Ganz offensichtlich bietet die Nähe der Wohngegend oder der sozialen Kreise, in denen Jugendliche und junge Erwachsene verkehren, die Möglichkeit, einander zu treffen. Aber es ist klar, daß mit dem Faktor räumliche Nähe nur eine notwendige, selbstverständlich keine ausreichende Bedingung der Partnerwahl angesprochen ist.
2. Warren (54) meint nach einem Survey, daß Ähnlichkeit im Bildungsniveau Partnerwahl erkläre. Die Variable Bildungsstand definiert natürlich einen Anteil der umfassenderen Variable sozioökonomischer Status. Jäckel (18) trägt Evidenz dafür zusammen, daß die Regel „in den eigenen Kreisen zu heiraten" in Gesellschaften sehr bewußt einzuhalten versucht wurde und wird. Sie weist auf zwei Differenzierungen hin. Zum einen wurde die Regel der Schichtenendogamie von den weiblichen Heiratsfähigen und ihren Familien im allgemeinen strikter befolgt als von der Seite der männlichen Partner. Zum zweiten besteht eine Tendenz zur „Aufwärtsheirat" der Frauen. Möglicherweise war der Widerstand dagegen, daß eine Frau einen rangniedrigeren Mann heiratete, in historisch früheren und in patrilinearen Gesellschaften höher als heute. Newman und Newman (40) stellen indessen auch heute noch, auch für industrialisierte Länder fest: „Women marry up." Bedenkt man, daß Zugehörigkeit zu einer gleichen oder ähnlichen sozialen Schicht mit vergleichbarem Einkommen, vergleichbarer Länge und Art der Bildung, ähnlicher beruflicher Macht, vergleichbarem Verantwortungsgefälle und anderen vergleichbaren Merkmalen einhergeht, und daß diese Variablen mit Erlebens- und Verhaltensmerkmalen wie etwa ähnlichen geistigen und kulturellen Interessen, Umgangsarten, Einstellungen zu Menschen und Werten, Ansprüchen an den Lebensstandard etc. korrelieren, dann verwundert es nicht, daß Endogamie ein bedeutsamer Faktor bei der Partnerwahl geblieben ist. Solche Plausibilitätsüberlegungen lassen auch eine Vielzahl von Befunden verständlich erscheinen, denen zufolge Zufriedenheit in einer Partnerschaft und deren Dauer mit Ähnlichkeit des sozio-demographischen Hintergrundes von Partnern einhergehen (18).

3. Die Bedeutung der Ähnlichkeit oder Übereinstimmung von Partnern hinsichtlich *Rasse* und *Nationalität* wurde in amerikanischen ehesoziologischen Untersuchungen eindrucksvoll belegt (7). Müller (35) fand in der BRD, daß nach dem 2. Weltkrieg Eheschließungen zwischen Flüchtlingen und Einheimischen relativ selten waren. Selbst bei gleicher Rasse und gleicher Nationalität scheint die ethnische Herkunft ein Kriterium der Partnerwahl darzustellen.
4. Die durchschnittliche *Altersdifferenz* zwischen Mann und Frau beträgt bei der ersten Eheschließung in der BRD zwischen 2 und 3 Jahren. Ein Leitbild, wonach der Ehemann älter als die Frau sein sollte, findet sich auch in Auswertungen von Heiratsinseraten (46). Es läßt sich ebenso aus einer repräsentativen Umfrage zum idealen Altersunterschied der Ehepartner belegen (41). Soziale Faktoren wie die üblicherweise längere Ausbildungszeit des Mannes für qualifizierte Berufstätigkeiten erklären den Altersunterschied zum guten Teil. Mit der verbesserten und verlängerten Ausbildung von Frauen scheint er in historisch jüngerer Zeit zu schrumpfen.
Daten des U. S. Bureau of Census von 1985 belegen, daß das mittlere Heiratsalter von Frauen zwischen 1890 und 1984 von 22,0 auf 23,0 Jahre anstieg, während es bei Männern, die 1890 mit durchschnittlich 26,1 Jahren heirateten, sank. 1984 war das Durchschnittsalter amerikanischer Männer bei der Erstheirat 25,4 Jahre. Die Altersdifferenz verringerte sich also von 4,1 auf 2,4 Jahre. Einige Autoren machen die langsamere körperliche Entwicklung bei männlichen Jugendlichen für die stets beobachtete geringe Differenz verantwortlich ((39), S. 27). Auch an persönlichkeitspsychologische Forschungen sei erinnert, die erreichte Identität vor allem beim Mann als Voraussetzung der Partnerschaft ausweisen.
5. Die *Konfessionsendogamie*, definiert durch Übereinstimmung der formalen Religionszugehörigkeit der Partner, ist ganz offensichtlich ein weiteres Wahlkriterium. Errechnete Erwartungswerte für konfessionsverschiedene Eheschließungen liegen in der Bundesrepublik stets weit über den tatsächlichen Häufigkeiten. Allerdings steigt der Anteil konfessioneller Mischehen in den letzten Jahrzehnten kontinuierlich. Die Bereitschaft zur Mischehe ist unter der evangelischen Bevölkerung größer als unter der katholischen.
Wir können nicht entscheiden, ob religionsgleiche Partner unter dem Druck der Familien bzw. aufgrund von anderen sozial-normativen Vorschriften zusammenkommen, oder ob Ähnlichkeit von religiösen Überzeugungen das Kennenlernen und die erste Kommunikation zwischen den Partnern erleichtert oder fördert. Mit guter Wahrscheinlichkeit können wir eine Interaktion beider Faktoren annehmen.

Fassen wir zusammen: Alle bisher behandelten sozialen und kulturellen Merkmale weisen auf die Bedeutung der Ähnlichkeit von Rahmenbedingungen der Partnerwahl hin. Sie stützen die Endogamiekonzeption. Allerdings dürfen wir soziale und kulturelle Merkmale nicht allein anführen, um zu erklären, warum sich Menschen gegenseitig wählen. Ohne Zweifel müssen auch psychische Variablen herangezogen werden, um das Geschehen zu erklären, das die Herzen von Partnern höher schlagen läßt, wenn sie sich begegnen. Psychische und psychosoziale Merkmale sind vor allem zu erörtern, um Prozesse der Partnerwahl zu verstehen.

Psychische und psycho-soziale Faktoren der Partnerwahl

1. Wohl jede *Persönlichkeitseigenschaft,* so Murstein (39), ist im Rahmen der Partnerwahlforschung untersucht worden. Für beinahe alle zeigen Reviews niedrige bis mittelhohe Korrelationen zwischen Partnern, die eine Beziehung beginnen. Allerdings differieren die Ergebnisse verschiedener Studien und unterschiedlicher Eigenschaften recht deutlich. Von konsistenten Belegen für die Homogamieposition kann also auch nicht gesprochen werden. Wir können mit Murstein (39) vermuten, daß dies zum Teil methodische Gründe hat. Persönlichkeitseigenschaften sind als Konstrukte nie direkt beobachtbar, sondern müssen über verschiedene Operationalisierungen erfaßt bzw. erschlossen werden. Diese Verschiedenheit erklärt einen Teil der inkonsistenten Befunde. Wichtiger aber noch ist eine grundsätzliche Problematik. Partnerschaftliche Interaktion wird nicht in jedem Falle durch Gleichheit oder Ähnlichkeit der Personen erleichtert. Nehmen wir die Stärke sexueller Bedürfnisse und Dominanz als Beispiele: In mehreren Untersuchungen, die Murstein (39) referiert, wurden hohe, in anderen mittlere Übereinstimmungen sexueller Bedürfnisse zwischen Männern und Frauen errechnet. Ähnlich starke sexuelle Bedürfnisse dürften eine Beziehung in der Regel fördern. Dies gilt wohl nicht für das Bedürfnis nach Dominanz: Vor allem hohe Dominanzstrebungen beider Partner dürften funktional wenig zur Entwicklung einer Beziehung beitragen.
2. *Einstellungen* von Partnern weisen im Schnitt höhere Ähnlichkeiten auf als Persönlichkeitsmerkmale ((39), S. 31). Einstellungen werden direkter geäußert und tragen in der Regel zu einer Abstimmung von Kognitionen und Verhalten von Partnern bei.
3. Einen guten Erklärungswert für den Prozeß der Partnerwahl haben Studien über *Wertorientierungen.* In Forschungen zur interpersonalen Attraktion brachte Coombs (5) männliche und weibliche Studierende, die sich hinsichtlich ihrer Wertorientierung mehr bzw. weniger ähnelten, in einem Tanzkurs zusammen. Junge Menschen mit größerer Übereinstimmung von Wertorientierung blieben am längsten zusammen. Coombs interpretiert, daß Übereinstimmung hinsichtlich bestimmter Werte wohl belohnende Interaktionen zwischen den Partnern fördert und zum Erleben von Attraktion beiträgt. Unter Einbeziehung antezedenter Bedingungen schlägt er folgende Erklärung vor: Personen mit ähnlichem sozialen und bildungsmäßigen Hintergrund lernen ähnliche Werte. Beginnen sie eine Interaktion, kann diese von beiden als belohnend erlebt werden. Kommunikation und gegenseitiges Verstehen werden mit einem Minimum an Spannung und einem Maximum von Belohnung erreicht. Ein Gefühl der Zufriedenheit mit der Kommunikation kann sich einstellen und das Bestreben verstärken, die Beziehung fortzuführen. Coombs Wert-Konsens-Theorie ist eine kognitive Theorie, die sozial-lerntheoretische Mechanismen hervorhebt. Erlernte Werte sind kognitiv repräsentiert. Sie werden in die Kommunikation eingebracht. Die Erfahrung von Übereinstimmung erlaubt Zufriedenheit und in Konsequenz die Entwicklung von gegenseitiger Attraktivität. Im wesentlichen ist es also die beieinander wahrgenommene – vielleicht auch nur die beim Partner vermutete – Ähnlichkeit der Werte, die zur Wahl und zum Beisammenbleiben der Partner beiträgt. Es wird interessant sein, zu verfolgen, wieweit hier eine bloße Basis für Entwicklung in der

Beziehung angesprochen ist, vor allem wieweit Konsens von Werten über ein ganzes Erwachsenenalter trägt.

Beschreibende Modelle der Partnerwahl und der Entwicklung von Partnerschaft

1. Eine Zusammenfassung der Befunde von Studien, die Rahmenbedingungen der Partnerwahl beschreiben, mit jenen, die den Prozeß des Wählens sowie das Geschehen der stärker werdenden Attraktion hervorheben, wird in Modellen der Partnerwahl versucht. Jäckel (18) beschreibt, daß auf der ersten Stufe des *Kennenlernens* solche Partner aus dem Gesamtfeld aller möglichen Partner zusammenfinden, die eine hohe Ähnlichkeit hinsichtlich äußerer und sozialer Merkmale aufweisen (Endogamie). Auf der *Stufe der ersten Paarbeziehungen* wird Kommunikation zwischen Partnern durch ähnliche oder gleiche Einstellungen, Werte und Eigenschaften gefördert. Dabei kommen kognitive Prozesse ins Spiel: Beieinander wahrgenommene oder beim anderen vermutete Einstellungen, Werte und Eigenschaften erleichtern die Kommunikation. Selbst in der soziologischen Perspektive der Autorin werden auf dieser Stufe Projektionen als prozeßgestaltende Aktivitäten der Person angesprochen: Es sind Verlagerungen eigener relativ idealer Charakteristika in den anderen, die oft als verklärende Gefühle erlebt werden. Sie ermöglichen Empathie. Solche Prozesse erlauben, die Anpassungsbereitschaft der Partner zu prüfen und eine *Angleichung von Rollenvorstellungen* zu beginnen. Aber erst nachdem Rollenvorstellungen mit real in der Beziehung ausgeübten Rollen genügend übereinstimmen, nachdem Prozesse des Aushandelns und Abstimmens zwischen beiden Partnern gelaufen sind, ist der wesentliche Teil des Partnerwahlprozesses vollzogen und die *Stufe der gefestigten Paarbeziehung* erreicht. Wenn Jäckel dies auch nicht explizit anspricht, so ist in ihrem Modell doch angedeutet, daß auf einer Basis des Zueinander-Passens, auf einer Basis von Attraktionen, leichter Kommunikation und sympathiegeleiteter Übereinstimmung zwischen den Partnern eine Bearbeitung von Unterschiedlichkeit erfolgen kann. Die Angleichung der Rollenvorstellungen, die dann Bearbeitung von Unterschiedlichkeit umfaßt, wird als eigentlich entscheidender Prozeß der Entwicklung einer Paarbeziehung angesehen. Allerdings sagt Jäckel nichts über die alternde Partnerschaft.
2. Auch sozialpsychologisch oder soziologisch orientierte Theorien der Partnerwahl (z. B. 3, 29, 30, 37, 38) umschreiben dieses Geschehen ebenfalls mit seinen zunächst passiven, dann aber immer deutlicher werdenden aktiven Komponenten. Lewis (31, 32) geht davon aus, daß die Partner auf einer ersten Stufe der Wahl *Ähnlichkeiten beieinander wahrnehmen*. Es sind dies sowohl Ähnlichkeiten im sozio-kulturellen Hintergrund als auch von Werten, Interessen und Persönlichkeitsmerkmalen. Auf einer zweiten Stufe wird *Rapport hergestellt:* beide Partner verspüren die gegenseitige positive Evaluation und erleben die leichte Kommunikation; ohne daß intensive Anpassungsarbeit verlangt wird, stellt sich Zufriedenheit mit der Beziehung ein, ja, jeder findet Bestätigung für sich beim Anderen. Psychische Aktivität wird auf der dritten Stufe gefordert, wenn es darum geht, *sich mit anderen mitzuteilen* und Offenheit in der Beziehung zu erreichen. „Self-disclosure" verlangt nicht allein die Überwindung von Scheu oder Ängsten (in Eriksons Terminologie: eine

gesicherte Identität), sie ist in der Regel auch mit einem verbesserten Erkennen seiner selbst und einer Integration der neu entdeckten Anteile des Selbst in das bereits bestehende Selbstschema verbunden. Die vierte Stufe des Partnerwahlprozesses definiert Lewis durch die *Übernahme von Rollen, die beide Partner definieren.* Solche Anpassungs- und Abstimmungsarbeit wird auf der fünften Stufe fortgesetzt, die durch die Herstellung von *beiderseitiger Ergänzung im Rollenrepertoire* zu kennzeichnen ist. Auf dieser Stufe wird Rollenkomplementarität ebenso wie Ähnlichkeit der Rollenausübung beider Partner direkt beobachtbar. Der Prozeß mündet auf seiner sechsten Stufe in die *Kristallisierung der Dyade:* andauerndes Engagement füreinander, Bindung aneinander und ein Sichern der dyadischen Einheit (Identität als Paar) bei gleichzeitiger Abgrenzung gegenüber dem Partner (Erhaltung der Identität als Individuum) werden jetzt in der Beziehung gelebt. Stark vereinfacht beschreiben diese Prozesse, wie zunächst eine „sichere Basis" geschaffen wird, von der aus dann Bearbeitung von Diskrepanz mit dem Ziel der Komplementarität bzw. Ähnlichkeit erfolgen kann.

Kritisch ist zur Theorie der Dyadenbildung anzuführen, daß die postulierte Sequenz empirisch nicht eindeutig bestätigt worden ist. Murstein (38) glaubt, daß die empirischen Befunde von Lewis (32) nicht notwendig für eine sukzessive Entwicklung der Paarbeziehung von der Stufe eins bis zur Stufe sechs interpretiert werden müssen. Die Annahme von simultan auf allen sechs Stufen ablaufenden Veränderungen erscheint Murstein ebenfalls gerechtfertigt. Dies impliziert möglicherweise parallel ablaufende, qualitativ verschiedene Prozesse, also Entwicklung, die in relativ kurzen Zeiträumen mehrere der genannten Qualitäten von Beziehungsarbeit beinhaltet. Dabei kann durchaus eine unterschiedliche Intensität der Veränderungen auf den einzelnen Stufen angenommen werden.

3. Im Jahr 1980 hat Levinger ein elaboriertes Interaktionsmodell der Partnerschaftsentwicklung vorgelegt, welches seine eigenen Forschungen und andere Befunde zur Entwicklung von Partnerschaft integriert. Das Modell wählt eine längsschnittliche Betrachtungsweise und zeigt fünf Phasen auf, die eine Beziehung im Laufe einer Biographie durchläuft. Die ersten beiden Phasen – die der Attraktion und des Aufbaus der Beziehung – zeigen relativ wenig interindividuelle Varianz. Ein Geschehen läuft ab, das ein immer stärker werdendes Engagement der Partner füreinander mit sich bringt.

3.1 Faktoren, die zur *Attraktion* führen, sind beispielsweise räumliche Nähe, demographische Ähnlichkeit der Partner, körperliche Attraktivität, beieinander wahrgenommene Kompetenz, signalisierte Sympathie füreinander sowie Ähnlichkeit von Einstellungen. Wieder werden Rahmenbedingungen der Partnerwahl benannt, die eine Beziehung ermöglichen. Daneben werden psychische Prozesse von Levinger erkannt, die zwar durch die Wahrnehmung manifester Merkmale ausgelöst werden, aber erst aufgrund einer Verarbeitung die Partnerwahl beeinflussen. Als Beleg dafür wird etwa eine Studie von Hess (15) zitiert, der eine Hypothese überprüfte, deren Wirkung schon im Mittelalter bekannt war: Frauen glaubten schon damals, daß Augen mit geweiteten Pupillen attraktiver seien. Hess überprüfte dies, indem er Männern Fotos von Frauengesichtern vorlegte, die bis auf Retouchen der Pupillengröße identisch waren. Die Männer zogen Gesichter mit größeren Pupillen vor, konnten aber keine Gründe für ihre Präferenzen angeben. Seriösere Beispiele geben Ergebnisse der Forschungen zur physischen Attraktivität. Es gibt eine Vielzahl von Studien, die belegen, daß die allererste Reaktion auf einen potentiellen heterosexuellen Partner durch dessen Attraktivität beeinflußt wird.

Dion, Bersheid und Walster (8) konnten nachweisen, daß attraktive Personen auch auf vielen Persönlichkeitsdimensionen positiver eingeschätzt werden als unattraktive Personen. Sie werden als sensitiver, gütiger, warmherziger, bescheidener, kompetenter oder sexuell attraktiver wahrgenommen. Eine Differenzierung solcher Befunde ergibt sich aufgrund der Untersuchungen von Bersheid und Walster (2). Diese Autoren weisen auf geschlechtsspezifische Differenzierungen hin. Physische Attraktivität scheint nicht eindeutig reziprok zu wirken. Die Autoren legten jungen Männern im Labor Bilder von Frauen vor, die unterschiedlich attraktiv waren. Mit Hilfe von Instruktionen variierten sie die Wahrscheinlichkeit, mit der die dargestellten Frauen den Probanden als einen möglichen Partner akzeptieren würden. Es zeigte sich, daß Männer üblicherweise die attraktivsten Frauen bevorzugten, ganz gleich, wie groß die Wahrscheinlichkeit war, daß diese Frau mit ihnen ausgehen oder sie in einer Partnerschaft akzeptieren würde. Allerdings dürften solche Befunde nur für die Laborsituation, möglicherweise nur für die erste Phase der Partnerwahl gelten. Murstein (38) weist darauf hin, daß bei Paaren, die ernsthaft umeinander warben, die verlobt oder verheiratet waren, eine Übereinstimmung der Einstellungen, der Wertorientierungen, der sexuellen Bedürfnisse und der Persönlichkeit eine weitaus größere Rolle spielten als physische Attraktivität. Bleibt diese damit ein bloßes „Oberflächenmerkmal", zwar wichtig bei ersten Kontakten, aber zurücktretend, wenn es um den Bestand einer Beziehung geht? Bei Murstein finden wir auch Befunde, die belegen, daß bei jungen Frauen physische Attraktivität weniger ausschließlich als dominantes Merkmal ins Spiel kam, wenn die Präferenz für den Partner und die Zufriedenheit mit einem ersten Treffen bewertet wurde. Frauen scheinen bereits in den ersten Stadien der beginnenden Partnerschaft umfassendere Kriterien für die Zuwendung zum anderen anzulegen.

3.2 Solche Faktoren führen Levinger (23) zufolge jedoch nur dann zu einer Beziehung, wenn beide Partner sie eingehen wollen und wenn sie vom anderen annehmen, daß er ebenfalls dazu bereit ist. Trifft dies zu und erlauben situative und andere persönliche Bedingungen eine weitere Annäherung der Partner, so kann *der Aufbau einer Beziehung* beginnen. Nach Kerckhoff und Davis (24) bestimmt die Ähnlichkeit der Einstellungen diese zweite Stufe der Partnerwahl. Centers (3) betont in seiner instrumentellen Theorie, daß junge Erwachsene innerhalb ihres Kreises von Bekannten jenen Partner suchen, dessen Merkmale und Ressourcen eine maximale Gratifikation und eine minimale Bestrafung der eigenen Bedürfnisse versprechen. Zwar wird nicht Ähnlichkeit im Sinne der direkten Vergleichbarkeit der Partner hervorgehoben, bei Centers dominiert aber die Wirkung eines relativ passiven „matching" von Partnern, die füreinander instrumentell bedeutsam werden können.

Daten von Hill et al. (17) oder von Levinger et al. (28) zeigen, daß das Ausmaß der emotionalen Beteiligung zu Beginn einer Beziehung deren Weiterentwicklung gut vorhersagt. Wichtig ist vor allen Dingen eine Symmetrie der emotionalen Beteiligung beider Partner.

3.3 Ein aktiv steuerndes Moment kommt nach Levinger (27) in der dritten Phase der Entwicklung einer Partnerschaft zum Ausdruck. Der Übergang vom Aufbau einer *Beziehung zur kontinuierlichen Bindung* scheint dadurch gekennzeichnet, daß eine Absicht erklärt wird, die Beziehung dauerhaft oder zumindest über eine gewisse Zeitspanne aufrechtzuerhalten. Eine solche Absichtserklärung kann aus der Perspektive von psychologischen Kosten-Nutzen-Theorien interpretiert werden. Sie zeigt, daß man sich bemühen will, die „Gewinne" durch den anderen zu erhöhen, da man offensichtlich erkannt hat, daß alternative Beziehungen weniger attraktiv seien. Levinger (26) beobachtet, daß mit der Entscheidung für die dauerhafte Bindung häufig eine „Barriere" um die Beziehung errichtet wird. Eine Bindung wird umso stärker, je eher sie freiwillig geschlossen wurde, je mühsamer sie zu erreichen war und je mehr sie vor einem selbst und vor der Öffentlichkeit als eine dauerhafte Bindung deklariert wurde. Kognitive Prozesse sind diesen Erklärungsversuchen zufolge für die Entwicklung von Partnerschaft bedeutsam.

3.4 Ganz offensichtlich werden nach Levinger in der Phase der *Kontinuität und Bindung* entscheidende Weichen für den weiteren Verlauf einer Partnerschaft gestellt. Der Autor beschreibt für sie verschiedene Formen der Entwicklung: sowohl das gemeinsame Wachstum in einer befriedigenden Beziehung als auch das ruhige und angenehme Zusammenleben, die intensive Intimität und das reine Nebeneinanderleben. Welche Form der Beziehung gelebt wird, können wir möglicherweise mit Kerckhoff und Davis (24) erklären: Diese Autoren vertreten eine Filtertheorie der Partnerwahl, die besagt, daß zunächst ähnliche Einstellungen für den Aufbau einer Beziehung wesentlich sind, während im Laufe des Lebens einer Beziehung tieferliegende Bedürfnisse zu Tage treten und eine Ergänzung beider Partner erarbeitet werden muß. Erst eine umfassende Ergänzung macht später den „Erfolg" einer Beziehung aus.

Levinger differenziert den Verlauf von Partnerschaften hinsichtlich externaler Bedingungen, der individuellen Eigenschaften der Partner und der Interaktionen zwischen ihnen. Zum Teil erscheinen die von ihm referierten Befunde trivial, wenn er beispielsweise alltägliche Erfahrungen bestätigt wie jene, daß die Stabilität einer Ehe höher ist, wenn ein geregeltes und ausreichendes Einkommen zur Verfügung steht, wenn beide Partner gemeinsames Eigentum besitzen und verwalten, oder wenn ein Netzwerk von unterstützenden Beziehungen zu Verwandten existiert, dessen Normen Stabilität hervorheben. Wir können auch Aussagen zustimmen, die personspezifische Eigenarten wie ein gutes Aussehen, hohe Vitalität, Gesundheit, Aufgeschlossenheit und die Fähigkeit, dem anderen zuzuhören, Toleranz gegenüber dem Partner sowie Optimismus und Humor für die Dauerhaftigkeit einer Beziehung herausstellen. Es bedarf auch keines hohen Maßes der theoretischen Reflexion, um mit Gottman (12) in guten Paarbeziehungen eine gegenseitige „Validierung" festzustellen. Damit ist nichts anderes gemeint als die Tatsache, daß ein Partner dem anderen zuhört, wenn er über Gefühle oder über partnerschaftliche Probleme spricht und ihm in der Regel zustimmt. In gefährdeten Paarbeziehungen beobachtete Gottman häufiges cross-complaining: Äußert ein Partner Gefühle oder Probleme mit der Partnerschaft, so geht der andere nicht darauf ein, sondern führt seine eigenen Probleme und seine Gefühle gleichsam dagegen an. Interaktionen dieser Art führen oft zu einer Art Wettbewerb im Äußern von Beschwerden. Mandel et al. (34) heben hervor, daß Formen der Interaktion, die aktiv auf die Erarbeitung von Kompromissen und Gemeinsamkeit hinauslaufen, die partnerschaftliche Zufriedenheit im Verlaufe der Zeit verbessern und die Intimität der Paarbeziehung erhöhen können.

Diese Befunde sind bei aller Schlichtheit und auch bei aller Divergenz der von den Forschern gewählten Interpretationen doch weitgehend kongruent mit den zuvor referierten Ergebnissen. Sie stützen die hier vertretene These, daß Entwicklung der Partnerschaft im jungen Erwachsenenalter in ihren Anfängen von einem (relativ passiven) Erleben von Übereinstimmung und Gemeinsamkeit getragen ist, das üblicherweise als beglückend erlebt wird. Mehr und mehr wird jedoch aktive Arbeit an der Beziehung verlangt. Sie erst sichert die Kontinuität einer Partnerschaft. Tatsächliche oder nur angenommene Ähnlichkeit der Partner stellt eine Basis für konvergierende Bearbeitung von Unterschiedlichkeit dar. Diese reicht jedoch für Entwicklung allein nicht aus. Mehr und mehr wird im Verlaufe einer Partnerbeziehung aus der glücklichen Übereinstimmung ein Prozeß der aktiven Bearbeitung.

3.5 Die Tatsache, daß Beziehungsarbeit lebenslang anhalten sollte, stellt auch Levinger in seinen Beschreibungen des *weiteren Verlaufes* von Partnerschaften dar. Wieder werden externe, personspezifische und Interaktionsmerkmale genannt, um differentielle Verläufe der Partnerschaft erklären zu können. Soziale Normen, wie sie vor allem in der sozialen Bezugsgruppe des Paares existieren, Häufigkeit und Dauer des Zusammenseins, aber auch Offenheit der Kommunikation, positive Gefühle füreinander, Vertrauen zueinander, gemeinsame Pläne und Freizeitaktivitäten, insgesamt ein aufeinander abgestimmtes Verhalten, tragen zum Andauern einer Beziehung bei.

3.6 Als letztes Stadium einer Paarbeziehung wird die *Beendigung* genannt. Sie wird durch den Tod eines Partners, aber auch durch Trennung oder Scheidung herbeigeführt. Es reizt natürlich, dieses soziale und psychische Geschehen in Verbindung zu bringen mit dem aus soziologischer Makro-Perspektive beschriebenen Phänomen der Singularisierung alter Menschen, das durch immer frühere Ent-Beruflichung, steigende Zahl der Ein-Personen Haushalte und all die demographischen Veränderungen erklärt wird, die sich in der „Kopflastigkeit" der Bevölkerungspyramide ausdrücken, also der ansteigenden Zahl alter Menschen in Relation zur zurückgehenden Kinderzahl. Auf der Basis der beschriebenen Entwicklung von Partnerschaft, die doch spätere Prozesse stets mit früheren verflochten sieht, erscheint auch Beendigung von Partnerschaft biographisch geprägt. Mit anderen Worten: Es hängt auch von zurückliegenden externen ebenso wie internen Bedingungen und letztlich auch von einer lebenslangen Gestaltung einer Beziehung ab, wie diese beendet wird. „Partnerschaftsarbeit" erscheint als eine notwendige Vorbereitung auf Altern in Bezogenheit.

Nach solchen Ausführungen über den Verlauf von Partnerschaft kehren wir noch einmal zum Thema Partnerwahl und beginnende Partnerschaft zurück. Um das Verständnis für Entwicklung in der Beziehung zu ergänzen, wird jetzt auf Arbeiten Bezug genommen, welche die binnenpsychische Dynamik und Veränderung betonen.

Psychische Prozesse bei der Entwicklung von Partnerschaft

Psychoanalytisch interpretierende Konzeptionen gehen ebenso wie die zuvor referierten beschreibenden Modelle von einer anfänglichen „passiven" Determination der Partnerwahl aus, die mehr und mehr einer aktiven Bearbeitung bedarf. Die vereinfachte Grundaussage der psychoanalytischen Theorie besagt, daß mit der Partnerwahl eine Verlagerung libidinöser Besetzungen vom gegengeschlechtlichen Elternteil auf eine jüngere, der eigenen Mutter oder dem eigenen Vater ähnliche Person stattfindet (10).

Eine solche Aussage ist natürlich empirisch schwer zu belegen. Wie soll Beziehung, die als ein Fließen libidinöser Energien gelebt wird, überhaupt konkretisiert werden? Zum einen stellt sich die Frage, in welchen Variablen oder Prozessen denn das Fließen libidinöser Energien zum Ausdruck kommt. Es ist weiter zu fragen, welche Operationalisierungen für diese Variablen und Prozesse gefunden werden können und wie ihre Befriedigung sich in der Beziehung zu den Eltern ebenso wie zum späteren Partner ausdrücken kann. Die psychoanalytische Theorie von Partnerwahl ist im Rahmen von stringent erklärender Forschung kaum untersucht worden. Einige Ergebnisse liegen aus klinischen Beobachtungen vor (etwa 4, 25, 51). Sie sind aber uneinheitlich.

Eine interessante, aber auch kritisch zu betrachtende Studie hat Jedlicka (19) vorgelegt. Er suchte nach robusten, konkret feststellbaren Charakteristiken bei Eltern und Kindern, die Partnerwahl beeinflussen. Sehr subtile und im Laufe einer Entwicklung qualitativ veränderte Merkmale ließ er bewußt außer acht. Der Autor entschied sich für Rassenzugehörigkeit als Merkmal zur Überprüfung der psychoanalytischen Theorie von Partnerwahl.

Jedlicka standen die Heiratsstatistiken auf Hawaii zur Verfügung. Aus Daten von 4385 Männern und 4855 Frauen wählte er ein Sample aus, das folgende Kriterien erfüllte:
a) die Personen hatten *rassenverschiedene Eltern* gehabt (kaukasisch, hawaiisch, portugiesisch, chinesisch, koreanisch, philippino, japanisch oder schwarz)
b) sie hatten zweimal geheiratet
c) sie hatten einen Partner geheiratet, der entweder der Rasse des Vaters oder der Rasse der Mutter angehörte.

Jedlicka fand 403 Männer und 577 Frauen, die diese Kriterien erfüllten. Seine Hypothesen waren, daß (1) Ehepartner überzufällig häufig einen Partner der Rasse heiraten würden, der ihr gegengeschlechtlicher Elternteil angehört hatte, und daß (2) die Bevorzugung der Rasse des gegengeschlechtlichen Elternteiles bei der zweiten Eheschließung schwächer werden würde.

In den Daten wurde Bevorzugung der Rasse des gegengeschlechtlichen Elternteils überzufällig häufig erkennbar. Die erste Hypothese wurde also bestätigt. Hypothese zwei wurde falsifiziert: Die Tendenz, einen Angehörigen der Rasse des gegengeschlechtlichen Elternteils zu heiraten, wurde bei der Zweitheirat stärker!

Die Ergebnisse stützen zwar die psychoanalytische Theorie der Partnerwahl, allerdings nur, soweit Rasse als ein Merkmal des Elternbildes betroffen ist. Damit wird eine erste Einschränkung betont. Psychoanalytiker weisen selten auf Rasse, häufiger auf Merkmale des psychischen Austausches zwischen Kindern und ihren Eltern bzw. zwischen Partnern hin. Zum zweiten muß die Untersuchung Jedlickas wegen der hohen Selektion ihrer Stichprobe kritisiert werden. Die Auswahl von

Probanden, die rassenverschiedene Eltern gehabt hatten, die überdies zweimal geheiratet hatten und die entweder die Rasse des Vaters oder die Rasse der Mutter gewählt hatten, schränkt die Generalisierbarkeit der berichteten Ergebnisse ein.

Eine interessante Modifikation der psychoanalytischen Theorie der Partnerwahl, die neben individuellen auch kollektiv unbewußte Elemente beachtet, beschrieb Jung. Auch er hebt hervor, daß der junge Mensch bei der Partnerwahl noch weitgehend determiniert sei. Auch Jung sieht die Wurzeln einer solchen Determination in der Beziehung zu den Eltern. Wichtig ist aber, daß sie kaum bewußt erkannt und nur sehr begrenzt berücksichtigt werden können. „Der junge Mensch im heiratsfähigen Alter besitzt zwar Ich-Bewußtsein (das Mädchen in der Regel mehr als der junge Mann), aber es ist nicht allzu lange her, seitdem es aus den Nebeln der anfänglichen Unbewußtheit aufgetaucht ist. Er besitzt daher weite Gebiete, die noch im Schatten des Unbewußten liegen und die, soweit sie reichen, die Herstellung einer psychologischen Beziehung nicht ermöglichen. Praktisch heißt das, daß dem jungen Menschen nur eine unvollständige Erkenntnis des anderen sowohl wie seiner selbst gegeben ist, er kann über die Motive des anderen sowohl wie seiner selbst nur ungenügend unterrichtet sein. Er handelt in der Regel aus größtenteils unbewußten Motiven. ... Die noch unbewußten Motivationen sind persönlicher und allgemeiner Natur. Zunächst sind es Motive, die vom *elterlichen Einfluß* stammen. In dieser Hinsicht ist für den jungen Mann das Verhältnis zur Mutter, für das Mädchen dasjenige zum Vater bestimmend. In erster Linie ist es der Grad der Verbundenheit mit den Eltern, welcher unbewußt die Wahl des Gatten beeinflußt, fördert oder erschwert. Eine bewußte Liebe zu Vater und Mutter fördert die Wahl eines vater- oder mutterähnlichen Gatten. Eine unbewußte Verbundenheit (die sich bewußt keineswegs als Liebe zu äußern braucht) dagegen erschwert eine solche Wahl und erzwingt eigentümliche Modifikationen." (1978, S. 216f.).

Eine „normale" Partnerwahl beschreibt Jung so: „Sofern der Verstand oder die List oder die sogenannte fürsorgende Liebe der Eltern die Ehe der Kinder nicht arrangiert hat, und sofern bei den Kindern der primitive Instinkt weder durch falsche Erziehung noch durch die geheime Beeinflussung aus aufgestauten oder vernachlässigten elterlichen Komplexen verkrüppelt ist, wird die Gattenwahl normalerweise aus unbewußten, instinktiven Motivationen erfolgen. Unbewußtheit bewirkt Nichtunterschiedenheit, unbewußte Identität. Die praktische Folge ist, daß der eine vom anderen eine gleichartige psychologische Struktur voraussetzt. Die normale Sexualität als ein gemeinsames und scheinbar gleichgerichtetes Erleben bestärkt das Gefühl der Einheit und der Identität" (21, S. 218). Anfänglich folgt Partnerwahl – ganz im Sinne der Homogamie-Konzeption – instiktiven und kollektiv-unbewußten Einflüssen. Von einer individuellen Beziehung können wir dabei noch nicht sprechen. Sie setzt voraus, daß die Partner die Natur der unbewußten Motivationen erkennen und die anfängliche Einheit aufheben. Erst mit der – psychologisch zu erarbeitenden – Lösung der verschmolzenen Identitäten können sich beide Partner ein Stück weit selbst befreien und dabei zugleich freier werden für die Erfahrung ihres Gegenübers. Waren Partnerwahl und das Erleben von Einheit anfänglich noch dadurch geprägt, daß die Frau ihren Animus, den unbewußten männlichen Anteil in ihrer Person, auf den Partner projizierte und umgekehrt der Mann seine Anima auf die Frau, so können diese Projektionen auf dem Weg zu einer individuellen Beziehung voneinander zurückgenommen werden und Animus bzw. Anima als jeweils eigene gegengeschlechtliche Anteile der Person erkannt werden. Ein beidseitiges Lösen der Projektionen führt somit zu mehr Selbsterkenntnis. Es erlaubt aber gleichzeitig eine realistischere Erkenntnis des Partners. – Wir werden weiter unten noch einmal auf die angeklungene Verquickung von Lösung (von sich selbst) und Bindung (an einen anderen) zu sprechen kommen, hier sei sie zunächst noch einmal betont.

Jung geht natürlich auf die vielfältigen Formen der Partnerwahl ein, die im Falle von unbewußten Verkettungen der Kinder mit ihren Eltern beobachtet werden. Eine unbewußte Verbundenheit zwischen Eltern und Kind rührt in der Regel von all dem „aus künstlichen Motiven verhinderten Leben, welches die Eltern leben könnten" her. Es sind Kompensationen von unerfülltem elterlichem Leben, die unbewußt die „eigentümlichen Modifikationen" der Partnerwahl verursachen, mit anderen Worten, die zu gestörten Prozessen des Wählens und anfänglichen Miteinanderlebens beitragen.

Jungs Konzeptionen können ein Stück weit verdeutlicht werden, wenn die romantische Liebe und ihre Weiterentwicklung beschrieben werden. Wir tun dies jetzt zuerst in einer bewußten Rückwendung auf Sagen und historisch weit zurückliegende Erfahrungen, um die kollektive Komponente anzudeuten – nicht etwa um sie empirisch zu beweisen. Das würde unser Repertoire methodischer Möglichkeiten übersteigen.

Exkurs über die romantische Liebe

In einer entwicklungspsychologischen Abhandlung gehen wir davon aus, daß sich Liebe entwickelt, wie sich eine Beziehung vom ersten Kennenlernen bis zum Wunsch, das Leben gemeinsam zu verbringen und bis zur Realisierung dieses Wunsches kontinuierlich wandelt. In diesem Prozeß wird aus einem anfänglichen Erleben der starken körperlichen und persönlichen Anziehung, einer vorwiegend unbewußten Sehnsucht nach einem Leben mit der idealsten aller Personen in der vollkommensten aller Welten mehr und mehr ein Erleben, das durch gewachsenes Vertrauen, erlebte Sicherheit und Geborgenheit, durch Nähe, Übereinstimmung der Neigungen, durch aufeinander abgestimmtes Verhalten und gemeinsames Bewältigen und Tragen gekennzeichnet ist.

Komponenten der Liebe und ihrer Weiterentwicklung in einer individuellen Biographie können vielleicht durch einige Hinweise auf die Geschichte gut verdeutlicht werden. Folgen wir Gathorne-Hardy (11) oder Johnson (20), dann entwickelte sich die Idee der romantischen Liebe an den Höfen der Provence im 12. Jahrhundert – in einer Epoche, die wir aus Kriegen, Kreuzzügen und Machtkämpfen kennen und die alles andere als romantisch anmutet. Troubadoure, höfische Dichter des Mittelalters, meist ritterlichen Standes, besangen weibliche Idealgestalten und intensive, nahezu weltabgehobene Gefühle zu ihren „hohen Frauen". Überliefert sind vor allem Berichte vom „Hofe der Liebe" der Eleonore von Aquitanien. Wir wissen, daß die Troubadoure in ihrem alltäglichen Leben keineswegs feinsinnige und galante Ehrenmänner, auch keine perfekten Ehemänner waren. Natürlich waren sie häufig verheiratet, Gathorne-Hardy (11) meint jedoch, daß Besitz- und Machtstreben diese Ehen eher motiviert hätten als intensive Gefühle für die Ehefrau. Wir können auch davon ausgehen, daß die Troubadoure Kinder hatten und Zuneigung zu ihnen empfanden. Aber das romantische Empfinden, das sie in ihren Liedern der Liebe ausdrückten, war ebensowenig auf die Kinder ausgerichtet wie auf die Ehefrau. Sexualität war in der romantischen Liebe verpönt, „durfte" nicht befriedigt werden. Vielmehr drückte sich in einem vom Alltag abgehobenen Erlebensbereich ein Streben aus, das darauf hinauslief, aus sich und der Partnerin/dem Partner etwas Ideales zu machen – beileibe nicht in eine Realität der Beziehung und des gemeinsamen Tuns einzutreten.

Die Erkenntnis, daß eine solche Überhöhung der Liebe kaum einmal gelebt werden kann, drücken große Dichtungen jener Zeit aus. So sind Tristan und Isolde einem Mythos zufolge, der um die Mitte des 12. Jahrhunderts in Frankreich entstand, nicht in der Lage, eine wirkliche Beziehung zu leben. Lancelot und Ginerva gingen in der Erzählung, die Chretien de Troyes um 1180 in Anlehnung an den Stoff einer stark übersteigerten provencalischen Minnetheorie gestaltete, keineswegs eine dauerhafte und real gelebte Beziehung ein. Eine starke Überhöhung der idealen Beziehung zur Frau zusammen mit einer Unterdrückung realer Kontakte wird auch im Parzivalstoff ausgedrückt, der Anfang des 13. Jahrhunderts in Frankreich im Rahmen des großen Lancelot-Grals-Zyklus niedergeschrieben wurde.

Mit der Idealisierung der Liebe wurde auch die Frau idealisiert. Allerdings zeigt sich eine merkwürdige Gespaltenheit in der Unterscheidung zwischen hoher Minne und niederer Minne. „In der hohen Minne erscheint die Frau, die sozial höhergestellt ist, als idealisiertes Wesen, das eine lebenssteigernde, sittliche Kraft ausübt und den Ritter durch langes Hinauszögern oder beständiges Verweigern der Liebesgewährung im Sinne der höfischen Kultur erzieht und läutert. Niedere Minne ist dagegen die Liebe zwischen einem Ritter und einem Mädchen aus dem Volk ohne das erzieherische Moment der hohen Minne" ((33), Bd. 6, S. 387).

Romantisches Lieben kennt sexuelle Komponenten, realisiert sie jedoch nicht. Romantische Liebe und sexuelle Liebe haben wohl insofern Gemeinsamkeiten, als beide aus dem Unbewußten herrühren, wo ihre Kraft erzeugt wird und wo die Bedürfnisse liegen, die sie erzeugen. Beide zielen auf ein „Verschmelzen", darauf, sich in etwas Umfassendem, Rauschhaftem zu verlieren – und zu finden. Beide weichen einer Auseinandersetzung mit der Realität ein Stück weit aus. Über ihre Effekte kann man spekulieren: Dante (1265–1321) sah Beatrice nur zweimal. Seine Liebe zu ihr dürfte nur wenige Elemente eines gemeinsamen Erlebens und Tuns zur Grundlage haben. Wir können vielmehr vermuten, daß er für romantisches Lieben, für ein Verliebtsein in die Liebe, vorbereitet war. Ähnliches mag man aus Petrarcas (1304–1374) Sonetten an Laura herauslesen. Erst wenn sie real gelebt wird, dürfte sich romantische Liebe wandeln.

Mit dem Hinweis auf die im romantischen Lieben liegende psychische Dynamik mag sich die weite Akzeptierung dieses Konzeptes in den folgenden Jahrhunderten ein Stück weit erklären lassen. Inhalt und Form der romantischen Definition der Liebe scheinen für zwei Jahrhunderte die europäische Liebesdichtung zu prägen. Wahrscheinlich hat nicht allein die häufige Beschreibung von romantischen Gefühlen dazu beigetragen, daß hier ein „Sachverhalt" geschaffen wurde. Nicht allein durch „labeling" wurde ein psychisches Faktum. Wir können davon ausgehen, daß die Tendenz zur Überhöhung, die realem Leben polar gegenübersteht, als eine psychische Komponente die Akzeptanz des romantischen Liebesbegriffes mitbestimmt hat.

Anders als Gathorne-Hardy (11), der die romantische Liebe als „Feind" einer wirklichen und dauerhaften Beziehung hinstellt, können wir sie indessen als eine Vorstufe für die Verbundenheit in Sexualität und gemeinsamem Tun verstehen.

Die Entwicklung der Liebe

1. Sowohl soziologisch als auch psychologisch orientierte Autoren gehen davon aus, daß sich die romantische Liebe in einer Paarbeziehung entwickelt. Munro und Adams (36) unterscheiden aufgrund empirischer Untersuchungen zwischen *romantischer* und *ehelicher* Liebe. Die eheliche Liebe sehen sie als die zeitlich spätere, entwickelte Form der Liebe an. Auch bei diesen Autoren beinhaltet die romantische Liebe die Idealisierung der Paarbeziehung, sie manifestiert sich in Äußerungs- und Abhängigkeitsbedürfnissen, sie beinhaltet Zeichen von besitzergreifender Ausschließlichkeit, vom Aufgehen im Partner sowie in der Tendenz zu intensiven emotionalen Sensationen. Die eheliche Liebe wird demgegenüber als eine ruhige, vernünftige, realistische, stark kognitiv geprägte Einstellung beschrieben, die in einem starken Gefühl des gegenseitigen persönlichen Vertrauens besteht. Unter Einbeziehung der Rollen-Struktur-Theorie wird ausgeführt, daß im Verlaufe einer Partnerschaft die romantische Liebe mehr und mehr in die eheliche Liebe übergehe.
2. Familiensoziologen haben zwei grundlegende Formen der Beziehung zwischen Paaren beschrieben: den *kameradschaftlichen* und den *institutionellen* Typ (16). Eine kameradschaftliche Beziehung betont nach dieser Unterscheidung in erster Linie affektive Aspekte, einschließlich der Leidenschaft; sie betont den Ausdruck von Gefühlen, Harmonie, intime Kommunikation und Respekt. Eine institutionelle Beziehung ist traditionsorientiert. In ihr stellen Loyalität und Sicherheit die primären Elemente dar. Verhaltensnormen sind in traditioneller Rollenaufteilung geschlechtsspezifisch, die Rolle des Mannes also eher instrumentell und die Rolle der Frau eher expressiv (44). Eine Anzahl von Untersuchungen (6, 45, 48) legt den Schluß nahe, daß eine kameradschaftliche Beziehung über die Zeit hin in eine institutionelle Beziehung übergeht.
3. Differenzierter lassen sich die verschiedenen Formen der Liebe als eine Entwicklung beschreiben, die von romantischer Liebe über sexuelle Liebe, Liebe der Gemeinsamkeit bis hin zur altruistischen Liebe fortschreitet. Wie oben beschrieben, ist *romantische Liebe* durch Idealisierung des anderen gekennzeichnet, sie lebt von starken Phantasien, die der Tendenz nach darauf hinauslaufen, sich mit dem geliebten Partner aus der realen Welt zurückzuziehen und in eine Traumwelt hineinzugehen, in der die perfektesten aller Personen auf idealste Weise miteinander interagieren und leben. Romantische Liebe ist durch hohe Emotionalität zu beschreiben, durch die Sehnsucht, mehr zu fühlen als zu denken. Sie ist eine exklusive Form der Liebe, die Privatheit des Erlebens und Interagierens betont. *Sexuelle Liebe* ist gekennzeichnet durch ein starkes Gefühl der Zärtlichkeit für den anderen, durch Bewunderung und ein ästhetisches Gefallenfinden aneinander. Sie umfaßt zugleich das starke Bedürfnis nach taktilem, üblicherweise genitalem Kontakt. Die *Liebe der Gemeinsamkeit* findet Freude daran, mit dem anderen zusammen zu sein, etwas mit ihm zu unternehmen. Es ist eine Liebe, die durch deutliche Zugewandtheit zum Partner zu beschreiben ist, durch Aufmerksamkeit füreinander und durch

gemeinsames Tun. Die *alturistische Liebe* stellt das Wohlergehen des anderen in den Vordergrund. Das Sorgen für den anderen bringt dem Liebenden die eigentliche Befriedigung. Eine Entwicklung von romantischer über sexuelle Liebe zur Liebe der Gemeinsamkeit ist häufig feststellbar. Die alturistische Liebe stellt wohl eine selten erreichte Idealform dar.

Eine der wenigen eigentlich entwicklungspsychologischen Untersuchungen, die im Erwachsenenalter anzusiedeln ist, stammt von Reedy, Birren und Schaie (47). Die Autoren verglichen Paare im Alter von 28, 45 und 65 Jahren querschnittlich miteinander, von Paaren, die nach Aussagen ihrer Bekannten in einer guten Beziehung lebten. Emotionale Sicherheit und Loyalität in der Ausrichtung auf gemeinsame Zukunft waren bei der ältesten Gruppe die Komponenten der Liebe, die gegenüber den beiden jüngeren Gruppen erhöht waren, sexuelle Intimität und intime Kommunikation war bei den ältesten Paaren niedriger. Neben diesen Altersdifferenzen ließen sich aber auch beträchtliche Übereinstimmungen zwischen den Altersgruppen feststellen. Emotionale Sicherheit und Respekt standen bei allen Paaren im Vordergrund, in der Rangfolge der Komponenten der Liebe folgten wiederum für alle Gruppen von Erwachsenen Kommunikation, gegenseitige Hilfeleistung und Spiel.

Ausblick

Sicher sind Aussagen über die Entwicklung der Liebe bislang nur ungenügend empirisch begründet. Harry Harlow (14) hat 1959 einmal bemerkt, daß die meisten Psychologen, soweit ihre Forschungen betroffen seien, ganz offensichtlich ohne die Liebe leben könnten. Und ironisch fuhr er fort, daß sie das auch verdienten. Diese Situation hat sich in den letzten Jahrzehnten zwar geändert; ein aktueller Überblick über die „Psychology of Love" wird beispielsweise von Sternberg und Barnes (50) vorgelegt.

In der Entwicklungspsychologie des Erwachsenenalters und Alters müssen wir Harlow aber immer noch insofern Recht geben, als eine Vernachlässigung der Liebe eine ganz wesentliche Dynamisierung von Entwicklung in dieser biographischen Periode unbeachtet läßt. Eine enge Beziehung und persönliche Entwicklung in einer Beziehung werden ganz entscheidend von Liebe angestoßen. Mag es auch im Stadium der romantischen Liebe noch eine Dynamisierung sein, die den jungen Erwachsenen „überfällt", ihn eher in einer exklusiven Welt der Dyade einschließt als an die ganze Realität eines Erwachsenenlebens anbindet, die romantisch liebende Verbundenheit ist dennoch eine Basis für Entwicklung. Psychologische/Interpretationen partnerschaftlicher Verbundenheit heben hervor, daß mit der intimen Begegnung von Mann und Frau ein zentraler, also ein binnenpsychischer Wandel geschehen kann. Intimität macht doch die eigene Person einem Gegenüber zugänglich und erlaubt so Wandlung. Eine nahe psychische, soziale und körperliche Beziehung trägt zur Erfahrung von eigenen Anteilen im Partner ebenso wie zur Erfahrung der Wirklichkeit des Gegenübers bei. Jung hebt hervor, daß die Rücknahme von Projektionen möglich wird. Dies wird häufig als ein schwerer Entwicklungsschritt geschildert. Aber die Rücknahme von Projektionen eigener Animus- oder Anima-Anteile vom Partner bedeutet auch Befreiung, erlaubt, dem Partner so zu begegnen, wie er ist. Dem wirklichen Gegenüber zu begegnen heißt eigentlich erst, den Partner lieben zu lernen – weniger das eigene Bild von ihm, das auf ihn projiziert wurde. Guardini ((13), S. 19) drückt den damit verbundenen Entwicklungsprozeß aus, wenn er sagt: „Die Begegnung wird geschenkt, die Arbeit wird gewollt und getan. Aus der Begegnung entspringt die fruchtbare Einsicht, der schöpferische Keim, der Durchbruch von Neuem: durch die Arbeit wird das alles in Ordnung und Dauer überführt".

Wir können generalisieren und zusammenfassen: Das frühe Erwachsenenalter ist gekennzeichnet durch Entwicklung in intimer Begegnung. Es stellt sich als eine Zeit der „Öffnung" dar, die auf das Jugendalter, eine Periode der „Binnenarbeit" und der Entwicklung von Identität, folgt. In einer andauernden Beziehung kann auf der Basis von anfänglicher Ähnlichkeit durch die Bearbeitung von Unterschiedlichkeit Weiterentwicklung geschehen. Was wir mit der Lösung von Projektionen und der Hinwendung zum wirklich erkannten Partner beschrieben haben, das beschreibt nach Guardini schon Matthäus 16, 25: „Jeder, der sein Leben retten will, wird es verlieren; wer aber sein Leben verliert um meinetwillen, der wird es finden". Verstehen wir Leben als Ausdruck für das lebendige Selbst eines Menschen, dann wird hier gesagt, daß derjenige, der sein eigenes lebendiges Selbst festhalten will, es verlieren wird. Wer es aber in der Begegnung weggibt, wer sich löst, Projektionen zurücknimmt, der wird sich in der Beziehung finden. Anders gewendet: Wer auf sich und seine Ziele, wer auf den Partner hin lebt, in dem er auch die schönsten Projektionen sieht, der bleibt eng. Wer sich aber öffnet, nicht durch sich selbst allein festgelegt bleibt, wer in der Begegnung auch sein Innerstes einem anderen mitteilt und von ihm Intimität erfährt, der läßt zu, daß er gewandelt wird.

Beziehung im Erwachsenenalter erhält später wieder eine neue Qualität: Eine Person, die ihre eigene Identität intim mit einem anderen Menschen teilt, kann sich ausweiten. Sozialpsychologische Modelle beziehen dies in erster Linie auf gemeinsames Rollenverhalten. Persönlichkeitspsychologische Aussagen heben eher Generativität (im Sinne von Erikson) hervor. Im mittleren und späteren Erwachsenenalter wird der Wunsch stärker, von eigenen Fertigkeiten, Erkenntnissen, von den eigenen Ideen, natürlich auch von den eigenen materiellen Werten abzugeben, weiterzugeben. Vor allem Kindern, aber auch anderen Personen werden Engagement, Aktivität, libidinös besetzte Energien gewidmet. Eine neue Qualität des Verhaltens tritt hervor: Der generativ gewordene Erwachsene kann Zufriedenheit aus der gelingenden Entwicklung eines Gegenübers schöpfen, er kann für Personen, Werte oder Ziele aktiv werden, die auch nach ihm existieren. – Natürlich „gelingt" die Entwicklung zu einer generativen Beziehung nicht immer. Erikson beschreibt, daß sich Stagnation einstellt, wenn die Erfahrung dominiert, daß die Person keinen über die eigenen Bedürfnisse und Funktionen hinausgehenden Beitrag zum sozialen, zum kulturellen und geistigen Leben leisten kann.

Im Alter tritt die manifeste Interaktion ein Stück weit zurück. Die Komponente der Aktion in der sozialen Interaktion tritt zugunsten einer psychischen Bezogenheit zurück. Die Liebe des Alters sieht den Partner oft sehr scharf, auch mit seinen Schattenseiten, aber die Liebe des Alters sichert doch Verbundenheit. Alte Menschen können oft in einer Ganzheitlichkeit interagieren, die zuvor nicht möglich war. Licht und Schatten, Vergangenheit, Gegenwart und Zukunft können auf der Basis von Identität, gelebter Intimität und Generativität integriert werden. Im Alter kann eine Integration von Lösung und Bezogenheit, von Angewiesenheit und Generativität, von idealem und produktivem Leben ebenso wie von Scheitern und Versagen erreicht werden – wenn lebenslang an der Gestaltung der Interaktionen mit der Umwelt gearbeitet wurde. Es ist ein gleichsam in die Person hineingeholtes Leben, das der alte Mensch führen kann, ein Leben, das reich ist an Innerlichkeit, auch wenn manifest immer weniger geschieht. Es ist im idealen Falle der Entwicklung ein Leben, das in seiner Gesamtheit von der Person akzeptiert und so, wie es geworden ist, beendet werden kann.

Klar erkennbar wird bei dieser entwicklungspsychologischen Betrachtung von Liebe und Partnerschaft die diachrone Verflechtung: Schon Einflüsse der Eltern prägen Partnerwahl und Form der Beziehung. Aber es ist das weitergehende diachrone Geschehen des Lebens von intimer, dann immer mehr geöffneter und schließlich generativer Liebe, das die Liebe des Alters dann möglich macht. Dieses diachrone Geschehen verbindet die jeweiligen aktuellen Interaktionen zwischen der Person und ihrer sozialen Umwelt. Natürlich ist es durch situative und soziale Momente geprägt, natürlich ist es auch auf der Persönlichkeitsseite ein dynamisches Geschehen – motiviert durch die Entwicklung der Liebe. Nicht zuletzt aber unterliegt die Entwicklung der Partnerschaft persönlicher Gestaltung, durch die Person, ihren Partner, aber ebenso durch ihre Eltern und ihre Kinder.

Literatur

1. Barry WA (1970) Marriage Research and conflict: An integrative review. Psychological Bulletin, 73, 41–54
2. Bersheid E, Walster E (1974) Physical attractiveness. In: L. Berkowitz (ed.) Advances in experimental social psychology, Vol. 7. Academic Press, New York 158–216
3. Centers R (1975) Sexual attraction and love: An instrumental theory. Springfield, Ill.: C. C. Thomas
4. Commins WD (1932) Marriage age of oldest sons. Journal of Social Psychology, 3: 487–490
5. Coombs RH (1966) Value consensus and partner satisfaction among dating couples. Journal of Marriage and the Family. 28: 166–173
6. Cuber JF, Harroff PB (1965) The significant Americans: A study of sexual behavior among the affluent. Appleton-Century, New York
7. Davis K (1964) Intermarriage in caste societies. In: R. L. Coser (ed.): The family, its structure and function. St. Martin's Press, New York, 105–127
8. Dion K, Bersheid E, Walster, E (1972) What is beautiful is good. Journal of Personality and Social Psychology. 24: 285–290
9. Erikson EH (1970) Identität und Lebenszyklus. Suhrkamp, Frankfurt
10. Flügel JC (1950) The psychoanalytic study of the family. Horbarth, London
11. Gathorne-Hardy J (1982) Romantic Love. In: J. Gathorne-Hardy, Marriage, love, sex, and divorce. Summit Books, New York
12. Gottman JM (1979) Marital interactions: Experimental investigations. New York: Academy
13. Guardini R, Bollnow OF (1965) Begegnung und Bildung. Würzburg: Werkbund Verlag (4. Aufl.)
14. Harlow HF (1958) The nature of love. American Psychologist, 134: 673–685
15. Hess EH (1965) Attitudes and pupil size. Scientific American, 212: 46–54
16. Hicks MW, Platt M (1970) Marital happiness and stability: A review of research in the sixties. Journal of Marriage and the Family, 32: 553–574
17. Hill CT, Rubin Z, Peplau LA (1976) Breakups before marriage: The end of 103 affairs. Journal of Social Issues, 32: 147–168
18. Jäckel U (1980) Partnerwahl und Eheerfolg. Stuttgart, Enke
19. Jedlicka D (1980) A test of the psychoanalytic theory of mate selection. The Journal of Social Psychology, 112: 2395–299

20. Johnson RA (1983) We – Understanding the psychology of romantic love. San Francisco: Harper & Row
21. Jung CG (1978) Die Ehe als psychologische Beziehung. In: C. G. Jung: Über die Entwicklung der Persönlichkeit. GW 17. Walter Olten, Freiburg, (3. Aufl.), 215–227
22. Kacerguis MA, Adams GR (1980) Erikson stage resolution: The relationship between identity and intimacy. Journal of Youth and Adolescence, 9: 117–129
23. Katz AM, Hill R (1958) Residential propinquity and marital selection: A review of theory, method, and fact. Marriage and Family Living, 20: 27–35
24. Kerckhoff AC, Davis KF (1962) Value Consensus and need complementarity in mate selection. American Sociological Review, 27: 295–303
25. Kirkpatrick C (1937) Factors in Marital Adjustment. American Journal of Sociology 43, 2, 170–283
26. Levinger G (1965) Marital Cohesiveness and Dissolution: An Integrative Review. Journal of Marriage and the Family 27: 1, 19–28
27. Levinger G (1980) Towards an analysis of close relationships. Journal of Experimental Social Psychology, 16: 510–544
28. Levinger G, Senn DJ, Jorgensen, BW (1970) Progress Toward Permanence in Courtship: A Test of the Kerckhoff/Davis Hypotheses. Sociom 33: 427–443
29. Levinger G, Snoek DJ (1972) Attraction in relationship: A new look at interpersonal attraction. Morrison, N. J.: General Learning Press
30. Levinger G, Snoek DJ (1977) Attraktion in Beziehungen: Eine neue Perspektive in der Erforschung zwischenmenschlicher Anziehung. In: G. Mikula und W. Stroebe (eds.) Sympathie, Freundschaft und Ehe. Huber, Bern, 108–138
31. Lewis RA (1972) A development framework for the analysis of premarital dyadic formation. Family process, 11: 17–48
32. Lewis RA (1973) A longitudinal test of a developmental framework for premarital dyadic formation. Journal of Marriage and the Family, 35: 16–25
33. Lexikothek, Band 6, S. 387. Gütersloh, Berlin, München, Wien: Bertelsmann, 1973
34. Mandel A, Mandel KH, Stadler E, Zimmer D (1971) Einübung in Partnerschaft durch Kommunikationstherapie und Verhaltenstherapie. München: Pfeiffer
35. Müller KV (1954). Heimatvertriebene Jugend. Kitzingen, Holzener
36. Munro B, Adams GR (1978) Love american style: A test of role structure theory on changes in attitudes toward love. Human Relations, 31: 215–228
37. Murstein BI (1976) Qualities of desired spouse: A cross-cultural comparision between French and American College students. Journal of Comparative Family Studies, 7: 455–469
38. Murstein BI (1980) Mate selection in the 1970s. Journal of Marriage and the Family, 42: 51–66
39. Murstein BI (1986) Paths to Marriage. Beverly Hills: Sage
40. Newman BM, Newman PR (1975) Development through life. Homewood: Dorsey Press
41. Noelle E, Neumann EP (Hrsg.) (1965) Jahrbuch der öffentlichen Meinung. Bd. 1958–1964, Allensbach und Bonn; Bd. 1968–1973, Allensbach und Bonn 1974
42. Orlofsky JL (1977) Sex-role orientation, identity formation, and self-esteem in college men and women. Sex roles, 3: 561–575
43. Orlofsky JL, Marcia HE, Lesser IM (1973) Ego identity status and the intimacy versus isolation crisis of young adulthood. Journal of Personality and Social Psychology, 27: 211–219
44. Parson T, Bales RF (1955) Family, Socialization, and Interaction Process. New York: Free Press
45. Pineo PC (1961) Disenchantment in the later years of marriage. Journal of Marriage and the Family, 23, 3–11
46. Pohl K (1973) Demographische Merkmale gewünschter und gewählter Ehepartner im Vergleich zu den tradierten Regeln der Partnerwahl. In H. J. Jürgens (ed.), Partnerwahl und Ehe. Hamburg: Altmann, 75–107
47. Reedy M, Birren J, Schaie KW (1981) Age and sex differences in satisfying love relationships across the adult life span. Human Development, 24, 52–66
48. Rollins BC, Feldman H (1970) Marital Satisfaction over the Family Life Cycle. J Marr Fam 32, 1, 20–28

49. Skolnick A (1981) Married lives. Longitudinal perspectives on marriage. In: D. H. Eichhorn et al. (eds.) Present and past in middle life. New York: Academic Press, 1981, 269–298
50. Sternberg RJ, Barnes ML, The psychology of love. New Haren and London, Yale Univ. Press
51. Strauss A (1946) The influence of parent-images upon marital choice. American Sociological Review, 11: 554–559
52. Tharp RG (1963) Psychological patterning in marriage. Psychological Bulletin, 60: 97–117
53. US Bureau of the Census (1985) Marital status and living arrangements, March 1984. Current Population Reports (P 20, No 390). Washington DC: Government Printing Office
54. Warren BL (1966) A multiple variable approach to the assortive mating phenomenon. Eugenics Quarterly, 13: 285–290
55. Waterman CK, Nevid JS (1977) Sex differences in the resolution of the identity crisis. Journal of youth and adolescence, 6: 337–341
56. Whitbourne SK, Weinstock CS (1982) Die mittlere Lebensspanne. München: Urban & Schwarzenberg
57. Willi J (1982) Die Zweierbeziehung: Reinbeck: Rowohlt (zweite Auflage)
58. Winch RD (1958) Mate selection: A study of complementary needs. New York: Harper

Anschrift des Verfassers:
Prof. Dr. E. Olbrich
Institut für Psychologie der
Universität Erlangen-Nürnberg
Hindenburgstr. 14/II
8520 Erlangen

Partnerschaft und Sexualität aus psychoanalytischer Sicht

H. Radebold

Fachbereich Sozialwesen, ASG, GhK-Universität Kassel

Vorbemerkungen

Parallel zu den in diesem Buch vorgestellten Sichtweisen soll in diesem Beitrag versucht werden, die psychoanalytische als eine weitere zu beschreiben, die allerdings bisher kaum eingeführt wurde (s. Übersicht 16). Das Adjektiv psychoanalytisch meint hier die Erforschung unbewußter Prozesse bzw. Inhalte und die daraus abzuleitenden psychodynamischen Gesetzmäßigkeiten, die in Konsequenz sowohl spezifische Aspekte des Befindens, des Verhaltens und der Triebbefriedigungen von Partnern in ihrer Beziehung im Altern zugänglich machen, als auch für ihre psychotherapeutische Behandlung nutzbar gemacht werden können (und müssen!).

Die auf den gesamten Lebenslauf bezogenen Forschungsergebnisse der psychoanalytischen (z. B. 2, 4, 7, 11) – und ebenso der allgemeinpsychologischen – Entwicklungspsychologie sprechen übereinstimmend dafür, daß über 60jährige Menschen reife Erwachsene mit einer durchlaufenden psychosexuellen (und auch psychosozialen) Entwicklung sind, die jetzt in weitere Abschnitte ihres Lebensablaufes eintreten. Unter Rückgriff auf ihre bisherigen (möglicherweise neurotischen) Erfahrungen haben sie unverändert sich ihnen stellende psychosoziale Aufgaben (wie sie z. B. Erikson [3] für die 8. Phase als „Ich-Integrität versus Verzweiflung" beschrieben hat) oder Entwicklungsaufgaben zu lösen, so wie sie Peck (6), Brubaker (1), Seitz, Schneider (16) für die Partnerschaft im Alter formulierten. Bekanntlich werden diese Erwachsenen nicht automatisch durch den Eintritt in ihre Alterssituation zu asexuellen Wesen (vgl. die Übersicht von Schneider (15), sondern sie müssen sich unverändert mit prägenitalen und genitalen Triebimpulsen auseinandersetzen, sie verarbeiten und nach Befriedigungsmöglichkeiten suchen oder gegebenenfalls abwehren. Damit haben sie sich unverändert sowohl mit ihren ungelösten, unbewußten, individuellen innerpsychischen und mit ihren unbewußten pathogenen Partnerkonflikten als auch mit weiteren intra- und intergenerativen Konflikten auseinanderzusetzen.

Nach bisherigen psychoanalytischen Forschungen und Behandlungserfahrungen verändert die Zeit als Komponente jeglichen Entwicklungsprozesses den psychischen Apparat auffallend unterschiedlich. Das Ich, das Über-Ich und das Selbstbild reagieren deutlich auf Erfahrungen und weisen dadurch Veränderungen während der weiteren Entwicklung im Sinne einer Progression, aber auch bei Konflikten im Sinne einer Regression auf. Dagegen erweisen sich die im Es zusammengefaßten unbewußten Anteile als weitgehend zeitlos und damit auch die aus Kindheit und Jugendzeit weiterbestehenden pathogenen, unbewußten, innerpsychischen Konflikte, an denen unverändert und in voller Intensität auch Erwachsene im mittleren, höheren und hohen Lebensalter leiden. Weiterhin behalten auch die bisher für das jüngere und mittlere Lebensalter erforschten psychodynamischen Gesetzmäßigkeiten unverändert ihre Gültigkeit.

Erfahrungen aus Paartherapien

Der psychisch therapeutisch Tätige stützt sich bei der Reflektion eines derartigen Themas gerne auf berichtete und auch eigene Behandlungsergebnisse.

Leider liegen insgesamt nur wenige Erfahrungen mit Paartherapien von über 60jährigen nach unterschiedlichen theoretischen Konzepten vor (s. Übersichten 9, 10, 13, 14). Dieser Sachverhalt ist wahrscheinlich darauf zurückzuführen, daß lang bestehende Partnerbeziehungen sowohl aus der Sicht der Älteren selbst als auch aus der Sicht der sich als Kinder erlebenden Psychotherapeuten (die die neurotischen Ehen ihrer Eltern so gut kennen!) nicht veränderbar erscheinen. Dieser Meinung ist offenbar auch die Öffentlichkeit; so zeigte Loriot 1987 in seinem bekannten und amüsanten Film „Ödipussi" ein altes Ehepaar, welches zwar psychologische Hilfe suchte, dann aber, anstatt das therapeutische Angebot der Psychologin anzunehmen, sich die Wohnung neu (typischerweise in Grautönen) tapezieren ließ (d. h. eine äußere Konfliktlösung vorzog).

Die Kenntnisse des Autors über die bewußten Probleme und unbewußten Konflikte beruhen einerseits auf drei langfristigen, d. h. über ein Jahr andauernde Paartherapien mit 60–70jährigen Partnern (eine Partnerschaft allerdings erst sechs Jahre bestehend) und zwei abgebrochenen Paartherapien (eine auf Wunsch der Ehefrau, eine durch Tod des Ehemannes) und andererseits auf über 20 langfristigen Einzeltherapien über 60jähriger (1–2 Wochenstunden über 1–2 Jahre), in die sehr intensive Partnerkonflikte eingebracht und entsprechende Konfliktlösungen erprobt wurden. Bisher unbewußt gebliebene Konflikte und Konfliktlösungsstrategien zeigten sich in folgenden Bereichen:
- Zum Schutz vor einer intimen dualen Beziehung wurde eine Triangulierung lebenslang aufrechterhalten. Dies geschah zunächst über die im Hause vorhandenen Kinder, später nach ihrem äußeren Wegzug durch Aufrechterhaltung einer intensiven Beziehung zu ihnen oder durch eine bei Kinderlosigkeit lebenslang fortbestehende intensive Tochter-Mutter-Beziehung oder durch Verstärkung oder Erneuerung einer intensiven gefühlsmäßigen Beziehung zu der im Haus lebenden bzw. zurückgezogenen Mutter. Berentung oder Tod der im Haus lebenden Mutter erzwingen dann die duale Beziehung, in der jetzt lang vermiedene Konflikte aufbrechen (d. h. diese Paare haben die Aufgabe der 6. Phase nach Erikson [3]: „Intimität versus Distanz" nicht gelöst!).
- Umgekehrt kann die Hereinnahme eines alten Elternteils (möglicherweise schon aufgrund oraler oder ödipaler Bedürfnisse) rational (begründet im Sinne einer Abwehr) durch den eingetretenen Pflegenotstand erneut diesbezüglich oder damit zusammenhängende Konflikte mobilisieren, die dann zu Ungunsten der bestehenden Partnerschaft gehen.
- Ebenso können enttäuschende Veränderungen eines Partners (Krankheit mit nachfolgender Behinderung) zu einer erneuten Zuwendung zu einem Elternteil

oder auch in Delegation zu einem Kind zu Lasten der bestehenden Partnerbeziehung führen.
- Lebenslang bestehende unbewußte bis vorbewußte gemeinsame Phantasien: „wenn ... dann, ... wenn unsere Kinder zur Schule gehen, ... wenn die Kinder ihre Ausbildung abgeschlossen haben, ... wenn das Haus abbezahlt ist und schließlich ... wenn der Mann berentet ist ..." können aus Abwehrgründen dazu dienen, auf gemeinsame prägenitale und genitale Triebbedürfnisse zu verzichten, da sie mit Hilfe dieser gemeinsamen vorbewußten Phantasien in eine nicht mehr erreichbare Zukunft verlagert werden. Häufig ist diese neurotische Konfliktlösung gepaart mit einer Idealisierung des männlichen Partners, die in dem Augenblick entfällt, in dem sich dieser als ein älterer, schwacher, inaktiver und kränklicher Mann (in der Regel nach seiner Berentung) erweist. Die hassenden Vorwürfe der Ehefrau bleiben dann in der Regel in ihrer Intensität sowohl dem Paar als auch der familiären Umwelt unverständlich.
- Weitere Konflikte ranken sich um die in jeder Phase notwendige Abstimmung von zunächst genitalen, später prägenitalen Triebbefriedigungen, also jetzt in der Situation des mittleren, höheren und auch hohen Lebensalters. Unabhängig von den sich allmählich, aber bisher für Mann und Frau unterschiedlich verändernden genitalen Triebaktivitäten bleiben diesbezügliche Bedürfnisse, Phantasien, Träume weitgehend zeitlos und somit unberührt von diesen Veränderungen. Während beim Mann unverändert eindeutige sexuelle Interessen bestehen bleiben können, kann die Frau (in Folge eines regressiven Prozesses als Ausdruck einer erfolgten Abwehr) die Befriedigung ihrer prägenitalen Triebinteressen in Geborgenheit, Zärtlichkeit und umsorgender Fürsorge finden oder weitere orale Triebbedürfnisse suchen. Teilweise werden diese prägenitalen Triebbedürfnisse allerdings nur in ihrer abgewehrten Form sichtbar. Auch eine gemeinsame Regression des Paares vermeidet nicht diesbezügliche Konflikte, da unterschiedliche prägenitale Triebbedürfnisse bei diesbezüglichen Konflikten bestehen können, die jetzt gegenseitig nicht akzeptiert werden (so z. B. die von dem einen Teil abgelehnte orale Triebbefriedigung durch Essen und Trinken, wie auch umgekehrt von dem anderen Teil die lustvolle anale Besetzung von Körperfunktionen).

Oft genug wird verkannt, daß depressive und auch psychosomatische Reaktionen Älterer auf entsprechende innerpsychische, unbewußte Konflikte hinweisen, die häufig in Zusammenhang mit jetzt verstärkt abzuwehrenden genitalen, aber auch prägenitalen Triebimpulsen zusammenhängen, nach denen aufgrund der bekannten umgekehrten Übertragungskonstellation (8, 12) von Seiten der Jüngeren nicht gefragt werden darf.

Nur im Nebensatz soll darauf hingewiesen werden, daß selbstverständlich aus früheren Lebensabschnitten stammende Partnerkonflikte oder pathologische Konfliktlösungen sich in das Alter fortsetzen bzw. dort erneut auftreten können.

Schlußfolgerungen für die psychoanalytische Sicht alter Paarbeziehungen

Entscheidende Voraussetzung für eine – wenn auch individuell unterschiedlich zu definierende – befriedigende Partnerbeziehung jenseits des 60. Lebensjahres stellt die gemeinsame partnerschaftliche Lösung früherer anstehender, psychosozialer

Aufgaben oder Entwicklungsaufgaben dar, insbesondere der Aufgabe „Intimität versus Distanz". Wahrscheinlich muß diese Aufgabe parallel zur Erziehung der eigenen Kinder gelöst werden, spätestens jedoch nach dem Weggang der Kinder im 45./50. Lebensjahr.

Um wirklich eine Ablösung der intensiven infantilen Beziehungen zu den beiderseitigen Eltern zu erreichen und eine spätere Delegation der Wünsche an die eigenen Kinder zu vermeiden, bedarf es der ständigen Veränderung der individuellen und der gemeinsamen Beziehungen zu den Eltern und zu den Kindern mit dem Ziel, der jeweiligen Lebenssituation angepaßte, erwachsenengerechte und damit reifere Beziehungen aufzubauen (5). Ebenso entscheidend erweist sich bei Verlust der Eltern der gemeinsame Trauerprozeß, um „durch diese Trauer eine erneute (hier gemeinsame) Befreiung" (7) zu erreichen.

Das mittlere Lebensalter scheint für die früheren Generationen Älterer – und auch noch für die heutige – zutreffend dadurch charakterisiert, daß Männer und Frauen (4) sich mit ihren weiblichen und männlichen Anteilen, insbesondere auch mit den diesbezüglichen Triebaspekten auseinandersetzen, sie für sich selbst und in der Paarbeziehung zulassen müssen; dazu zählt insbesondere die Emanzipation der älteren Frau von und gegenüber ihrem Mann.

Dieser Schritt stellt eine wichtige Voraussetzung für die später notwendige, gegenseitig zu akzeptierende, gemeinsame Regression im Dienste des Ich auf prägenitale Triebbefriedigungen dar. Mit großer Wahrscheinlichkeit steht das ältere Paar vor der Aufgabe, sich über diese prägenitalen Triebbefriedigungen zu verständigen, sie sich gegenseitig zu erfüllen und auch dabei auftretende Gefühle, Verhaltensweisen und Interaktionsmuster zu akzeptieren. Ebenso bedarf es zunehmenden Verständnisses für die gegenseitigen Reaktionsweisen bei Veränderungen, insbesondere bei Verlusten (physische oder psychische Fähigkeiten, Status/Rolle), die einer der beiden Partner oder sogar beide einmal oder mehrfach erleben können. Auch hierbei wird ein gemeinsamer Trauerprozeß erforderlich. Diese gemeinsamen Trauerprozesse erlauben schließlich auch, voneinander Abschied zu nehmen, wenn einer der Partner sich entscheidend verändert oder stirbt.

Dieser bewußt angegangenen ständigen Abstimmung von allgemeinen Wünschen, aber insbesondere von Triebbedürfnissen, mit Hilfe gemeinsam zugelassener und reflektierter Phantasien und Vorstellungen kommt offenbar eine weitere wichtige Bedeutung für das höhere und hohe Alter zu, da diese lebenslang eingeübte Verständigungsmöglichkeit dann auch im Alter zur Verfügung steht. Untrainiert wird sie für „schweigende Paare" im Alter ohne therapeutische Hilfe kaum verfügbar sein.

Unter Rückgriff auf den von Willi (17) in einem anderen theoretischen Kontext geprägten Begriff der – lebenslang notwendigen – „Koevolution" eines Paares scheint es erforderlich, gemeinsam nicht nur bewußte, sondern auch vorbewußte bis unbewußte (aber für den Partner wahrnehmbare) Aspekte der Beziehung zu reflektieren und gegebenenfalls im gemeinsamen Bemühen zu verändern. Übereinstimmende reale Erfahrungen mit Veränderungen, Bedrohungen, Verlusten und Kränkungen während des jüngeren und mittleren Lebensalters scheinen die Chance zu vergrößern, die sich für die Partnerschaft im Alter stellenden Aufgaben besser lösen zu können. Manchmal erweist sich dabei, wenn gewollt und gesucht, eine psychotherapeutische Hilfestellung als hilfreich.

Literatur

1. Brubaker TH (1985) Later life families. Beverly Hills, Sage
2. Colarusso CA, Nemiroff RA (1982) Adult Development. Plenum Press, New York
3. Erikson EH (1968) Kindheit und Gesellschaft. Klett, Stuttgart
4. Gutmann D (1981) Psychoanalyis and Aging: A Developmental View. In: Greenspan SI, Pollock GH (eds) The Course of Life, Vol. III: Adulthood and the Aging Process. Nat Institute of Health, Maryland
5. Kernberg OF (1988) Innere Welt und äußere Realität. Verlag Internationale Psychoanalyse, München–Wien
6. Peck R (1956) Psychologische Entwicklung in der zweiten Lebenshälfte. In: Anderson JE (ed) Psychological aspects of aging. Washington
7. Pollock GH (1981) Aging or aged: Development or Pathology. In: Greenspan SI Pollock GH (eds) The Course of Life, Vol. III: Adulthood and the Aging Process. Nat Institute of Health, Maryland
8. Radebold H (1979) Psychosomatische Aspekte in der Geriatrie. In: Uexküll THv (Hrsg) Psychosomatische Medizin. Urban & Schwarzenberg, München
9. Radebold (H (1989) Psycho- und soziotherapeutische Behandlungsverfahren. In: Platt D, Oesterreich K (Hrsg) Handbuch der Gerontologie, Bd 5: Neurologie, Psychiatrie. Fischer, Suttgart
10. Radebold H (1989) Psychotherapie. In: Kisker KP, Lauter H, Meyer JE, Müller CH, Strömgren E (Hrsg) Psychiatrie der Gegenwart, 3. Aufl Bd 8: Alterspsychiatrie. Springer, Berlin, Heidelberg
11. Radebold H (1989) Altern und Alter aus psychoanalytischer Sicht. In: Werthmann HV (Hrsg) Unbewußte Phantasien – Neue Aspekte in der psychoanalytischen Theorie und Praxis. Pfeiffer, München
12. Radebold H (1990) Psychosomatische Sicht des höheren Lebensalters. In: Uexküll THv (Hrsg) Lehrbuch der Psychosomatischen Medizin, 4. Aufl. Urban & Schwarzenberg, München
13. Radebold H, Schlesinger-Kipp G (Hrsg) (1982) Familien- und paartherapeutische Hilfen bei älteren und alten Menschen. Vandenhoeck & Ruprecht, Göttingen
14. Radebold H, Rassek M, Schlesinger-Kipp G, Teising M (1987) Zur psychotherapeutischen Behandlung älterer Menschen. Lambertus, Freiburg
15. Schneider HD (1989) Sexualität im Alter. In: Platt D, Oesterreich K (Hrsg) Handbuch der Gerontologie Bd 5: Neurologie, Psychiatrie. Fischer, Stuttgart, New York
16. Seitz H, Schneider HD (1988) Alters-Ehen. Bericht 1/1988. Forschungsgruppe Gerontologie am Psychologischen Institut der Universität Freiburg/Schweiz
17. Willi J (1985) Koevolution. Rowohlt, Reinbeck

Anschrift des Verfassers:
Prof. Dr. H. Radebold
Fachbereich Sozialwesen/
Interdisziplinäre Arbeitsgruppe
für angewandte Soziale Germtologie (ASG)
GHK Universität
Arnold-Bode-Str. 10
3500 Kassel

Philosopische Reflexionen zum Thema „Vom Sexus zum Eros"

D. Nicuta

Deutsche Aslan-Gesellschaft e. V., Olsberg

Auf der Suche nach Allgemeingültigkeit versucht die Philosophie uns zeitlose Werte zu vermitteln. In der Geschichte der Philosophie finden wir viele Beispiele über die Werte, die man mit dem Alter verliert oder gewinnt.

In bezug auf Sexualität bleibt der alte Mensch seinem erotischen Universum verbunden, das er sich in der Jugend oder später erschaffen hat.

A. Adler (1) schreibt, daß viele kreative Leistungen von älteren Menschen durch ihre nachlassende Potenz zu erklären sind. Ist das ein Gewinn oder ein Verlust? Wenn man definieren will, was Verlust und was Gewinn für den Menschen ist, so setzt das voraus, daß man sich auf ein bestimmtes Ziel bezieht. Organisch gesehen ist das Alter mit Sicherheit ein Abstieg verbunden mit Verlusten, wie z.B. die altersbedingte Involution der Reduzierung oder gar Einstellung der Sexualfunktionen. Die physischen Reaktionen auf erotische Stimuli werden seltener, langsamer oder bleiben aus. Der Orgasmus ist schwieriger oder gar nicht mehr zu erreichen und der Mann stellt eine Verminderung oder das Schwinden der Erektionsfähigkeit fest.

Unter anderem hat Freud nachgewiesen, daß Sexualität nicht nur auf die Funktion der Geschlechtsorgane beschränkt ist. Die Libido ist kein Instinkt, sondern vielmehr die Energie, die der Veränderung des Sexualtriebs in bezug auf ihr Objekt, ihr Ziel, als Energiequelle dient. Sie kann sich stärken, geringer werden, sich verschieben. In der Kindheit ist die Sexualität polymorph. Sie ist nicht nur auf die Geschlechtsorgane konzentriert. Daraus kann man auch schließen, daß jemand, dessen Sexualfunktionen nachgelassen oder aufgehört haben, deshalb nicht asexuell ist. Er ist weiterhin ein geschlechtliches Individuum, das seine Sexualität verwirklichen muß.

Die sexuellen Aktivitäten haben mehrere Ziel. Sie sollen zunächst die durch den Sexualtrieb geschaffene Spannung löscn (vor allem in der Jugend). Später strebt das Individuum nicht so sehr nach Lösung der sexuellen Spannung als vielmehr nach positivem Lustgewinn.

Simone de Beauvoir schrieb:
„Die Vergünstigungen, die ein Mensch aus seinem Sexualleben ziehen kann, sind sehr verschiedenartig und sehr reich. Ob er vor allem die Lust sucht oder die Verwandlung der Welt durch die Begierde, oder eine bestimmte Darstellung des eigenen Ichs, oder ob er alle diese Ziele zugleich anvisiert – man begreift, daß Mann oder Frau nicht darauf verzichten wollen. Man kann Vergnügungen nicht nachtrauern, wenn einem der Sinn nicht mehr danach steht, sagen die Moralisten,

die das Alter der Keuschheit weihen. Das ist sehr kurzsichtig. Gewiß, normalerweise stellt sich die Begierde nicht um ihrer selbst willen ein: sie ist Begierde nach einem Genuß oder nach einem bestimmten Körper. Wenn sie aber nicht mehr spontan entsteht, kann man dennoch bedauern, daß sie verschwunden ist. Der alte Mensch begehrt oft, zu begehren, weil er die Sehnsucht nach unersetzlichen Erfahrungen bewahrt! Durch die Begierde belebt er die verbleichenden Farben. Und ebenso ist die Begierde für ihn der Prüfstein der eigenen Unversehrtheit. Wir wünschen uns ewige Jugend, und diese impliziert das Überleben der Libido„ ((3), S. 231).

Da der Mensch sich in der Umarmung als faszinierender Körper gibt, hat er eine gewisse narzißtische Beziehung zu sich selbst. Seine männlichen oder weiblichen Eigenschaften werden bestätigt, anerkannt. Er fühlt sich aufgewertet. Es kommt vor, daß das Bedürfnis nach dieser Aufwertung das gesamte Liebesleben bestimmt. Es wird ein fortgesetztes Verführungsunternehmen daraus, eine ständige Bestätigung von männlicher Kraft, von weiblichem Charme, und so eine Übersteigerung der Rolle, die man zu spielen gewählt hat.

Das Alter bringt vielleicht eine Art gewisser Freiheit mit sich. Man braucht sich nicht mehr um irgendeines Erfolges wegen anzuspannen. Das Privileg des Alters: es hat weder zu gewinnen noch zu verlieren. Die Alten haben seltener Schuldkomplexe: das Alter liefert ihnen Entschuldigungen und Alibi. Es macht dem beruflichen Wettkampf ein Ende und ebenso dem sexuellen Wettstreit: Impotenz und Frigidität sind gerechtfertigt. Alle „Unzulänglichkeiten" werden normal.

In seiner Arbeit „De Senectute" faßt Cicero (4) die Hauptangriffe gegen alte Menschen zusammen:
1) Sie können nicht mehr arbeiten.
2) Ihr Körper ist schwach.
3) die sinnliche Lust ist vergangen.
4) Sie sind nicht weit vom Tod entfernt.

Aber, schreibt Cicero, der alte Mensch hat andere Möglichkeiten. In der Antike war er ein Symbol, ein Wert. Er war in unmittelbarer Verbindung mit den Göttern, er repräsentierte ihren Willen und allgemein die Weisheit. Er war ein Modell der ganzen Menschheit, er war die Macht. Er kannte die Geheimnisse der Welt und er konnte den Jüngeren zeigen, welche Wege zu welchem Ziel führen.

Platon (8) meinte, je schwächer die sinnlichen Genüsse würden, um so stärker werde das Verlangen und die Freude am Gedankenaustausch. Es stimme zwar, daß die meisten, wenn sie beisammen seien, sich in Klagen über die verlorenen Freuden der Jugend ergingen und sich über die Kränkungen beschwerten, die sie von ihren Angehörigen erführen. „Still, ich bin jetzt glücklich, dem rasenden, trotzigen Tyrann entronnen zu sein. Ja das Alter hat Friede und Freiheit von solchen Dingen."

Angeblich reduziert sich die Libido mit der Verringerung der Potenz. Dank dieser Harmonie soll der Greis eine heitere Gelassenheit erlangen, die den nach ihren Instinkten ausgelieferten Männern verwehrt ist.

Die Philosophie Platons erlaubt es, den physischen Verfall des Individuums im Alter für bedeutungslos zu halten. Der Körper ist nicht mehr als eine Täuschung. Die Seele kann den Körper zu ihrem Nutzen ausbeuten, aber sie braucht ihn nicht.

Aristoteles (2) kommt in seiner Philosophie zu ganz anderen Schlußfolgerungen. Die Seele steht in notwendiger Beziehung mit dem Körper. Der Mensch existiert nur durch die Verbindung beider. Sie ist die Form des Körpers. Die Leiden, die diesen heimsuchen, befallen also den ganzen Menschen. Der Körper muß intakt bleiben, damit das Alter glücklich ist.

Ein schönes Alter ist jenes, das die Gemessenheit der fortgeschrittenen Jahre hat, aber ohne Gebrechen. Es hängt von den körperlichen Vorzügen ab, die man besitzt, aber auch vom Zufall, schrieb Aristoteles (2) in der Nikomachischen Ethik. Er glaubt, daß der Mensch bis zu 50 Jahren Fortschritte macht. Man muß ein gewisses Alter erreicht haben, um jene kluge Weisheit zu erlangen, die es ermöglicht, sich richtig zu verhalten und Erfahrungen zu besitzen sowie Wissen, das nicht mitteilbar ist, weil es erlebt und nicht abstrakt ist. Aber danach führt der Verfall des Körpers zu einer Auflösung der Persönlichkeit.

Im Mittelalter herrschten andere Werte. Der Kirche war es gelungen, die Liebe von ihrem körperlichen Ziel abzulenken und sie in Richtung Gott zu führen. Die Lust verwandelt sich in Gefühle. Die körperliche Liebe war von Seiten der Kirche nur erlaubt, damit neue Jungfrauen geboren würden.

In der modernen Zeit häufen sich die Angriffe gegen das Alter. De Montaigne meinte zu alten Menschen, weil die Alten viele Jahre gelebt hätten, und oft getäuscht worden seien, weil sie Fehler begangen hätten und es um die menschlichen Angelegenheiten meist schlecht stehe, hätten sie zu nichts Vertrauen und bliebe bei ihnen erwiesenermaßen alles unter dem Niveau, das angebracht wäre. Sie seien zurückhaltend, zögernd, eingeschüchtert.

In unseren Tagen lebt der alte Mensch in einem großen Dilemma zwischen den Werten unserer modernen, aktiven und dynamischen Welt und seinen inneren Werten, die diese Forderung nach Dynamik nicht mehr befriedigen können.

Die verschiedenen Leiden des unvermeidlichen Alters setzen der rein sinnlichen Liebe ein Ende. Aber eine geistige Liebe, die sich aus ethischen, ästhetischen und geistigen Ähnlichkeiten des Partners nährt, ist dauerhafter als die Leidenschaft.

Der Übergang vom Sexus zum Eros ist ein Übergang von Einseitigkeit zur Vielseitigkeit. Der Weg ist schwer, weil eben außer den rein körperlichen Schwierigkeiten auch die seelischen Rückwirkungen, die Ängste und die Depressionen hinzukommen können. Nicht selten wird diese Umstellung wie ein Anfang des ‚Sterbens' aufgefaßt.

Die Weisheit haben jetzt die Jungen, die Gebildeten, die Technokraten. Sie sind dynamisch, schön und potent. Sie können jetzt die Welt verändern.

Der alte Mensch kann sich nicht mehr, darf sich nicht mehr und soll sich nicht mehr an den Maßen der Jungen messen. Aber woran? Gibt es da einen Weg des Eros?

Literatur

1. Adler A (1978) Der Sinn des Lebens. Fischer, Stuttgart
2. Aristoteles (1968) Nikomachische Ethik. Fischer, Stuttgart
3. de Beauvoir S (1988) Das Alter. Rowohlt, Reinbek
4. Cicero (1974) De Senectute. Ed. Univers. Bukarest
5. Duby G (1988) Die Zeit der Kathedralen. Suhrkamp, Frankfurt
6. v Holander W (1966) Der Mensch über Vierzig. Ullstein, Berlin
7. de Montaigne M (1978) Essais. Maudsse, Zürich
8. Plato (1968) Dialoguri. EPU Bukarest

Anschrift des Verfassers:
Dr. D.Nicuta
Medizinisches Institut der
Deutschen Aslan-Gesellschaft e.V.
Kirchstraße 12
5787 Olsberg

Alter als Wert und Lebensform

A. Boboc

Universität Bukarest

1. Die Interdisziplinarität eröffnet die Möglichkeit eines mannigfaltigen Herangehens an das Problem des menschlichen Alterns und an das des Menschseins überhaupt. Wie die bisherige Erfahrung gezeigt hat, setzt das richtige Verstehen der Interdisziplinarität die volle Toleranz gegenüber den Bemühungen der verschiedenen Disziplinen voraus. Eben darum hat auch der philosophisch-ontologische Ansatz bei der Bearbeitung des menschlichen Alterns seine Berechtigung. Das Problem des menschlichen Alterns und das der Menschenwürde ist in der heutigen Welt ein grundlegendes.
2. Es gehört zu den tragischen Zügen menschlicher Erkenntnis – wie Scheler (10) bemerkte – daß sich der Mensch im Laufe seiner Geschichte vielerlei Art und Weisen des Wissens angeeignet hat, doch noch immer wenig darüber weiß, wer er selbst ist, wo er in der Gesamtordnung des Alls seinen Platz hat, was sein Ursprung ist und seine Bestimmung.

Kants (4) Antwort auf die Frage: „Was ist der Mensch?", d. h. auf die Hauptfrage der ganzen Geschichte des abendländischen Denkens, deren Leitmotiv und intentio recta, lautet: Der Mensch ist Schöpfer. Der Begründer des Kritizismus und einer der Stifter der Modernität der europäischen Kultur vergaß nicht, daß der Mensch ein endliches Wesen ist und daß die vom Menschen geschaffene Welt eine menschliche Welt ist, deren ursprüngliche Bedingungen außerhalb der menschlichen Erkenntnis und der menschlichen Kraft liegen. Die Welt, die der Mensch ordnet oder zu ordnen versucht, ist nur der bekannte Teil des unbekannten Alls. Wir gehen vom Land des reinen Verstandes aus; dieses Land aber sieht Kant als eine Insel, und diese sei durch die Natur selbst in unveränderliche Grenzen eingeschlossen. Sie sei das Land der Wahrheit, umgeben von einem weiten und stürmischen Ozean, dem eigentlichen Sitze des Scheins, wo manche Nebelbank und manches bald wegschmelzende Eis neue Länder lüge, und indem es den auf Entdeckungen herumschwärmenden Seefahrer unaufhörlich mit leeren Hoffnungen täusche, ihn in Abenteuer verflechte, von denen er niemals ablassen und sie doch auch niemals zu Ende bringen könne." (Kant, (4), S. 287).

Die Kultivierung dieser Insel, die Erforschung jenes Ozeans sind die Hauptbestimmungen des Menschen, der allein und unabhängig in seinem Bestreben nach Aufklärung steht. Die Natur – unterstreicht Kant ((5), S. 19) – habe gewollt: daß der Mensch alles was über die mechanische Anordnung seines tierischen Daseins geht, gänzlich aus sich selbst herausbringe und keiner anderen Glückseligkeit oder Vollkommenheit teilhaftig werde, als die er sich selbst frei von Instinkt, durch eigene Vernunft, verschaffe.

Als Individuum ist der Mensch ein Einzelner in der Medizin und der Psychologie, als sozial lebendes partikulares Wesen wird er u. a. von der Soziologie und der Politologie gesehen. Als universal interessierter Mikrokosmos ist der Mensch Gegenstand der philosophischen Anthropologie. Diese im Zwischenbereich zwischen Natur- und Kulturwissenschaften angesiedelte Disziplin hat die verschiedenen Formeln der Definition des Wesens des Menschen zu analysieren: homo sapiens, homo faber, homo ludens, homo viator u. a. Anders gesagt, kommt einer eigenen Forschung der Philosophie die Rolle zu, die Bedeutung des Menschen gleichzeitig als Lebewesen und als Schöpfer einer neuen Welt – die Welt der menschlichen Kultur – hervorzuheben.

Im Bereich des Lebendigen ist der Mensch über Pflanze und Tier erhaben; er ist das einzige Wesen, das in seinem Handeln über alles, was er brauchen und nutzen kann, verfügt. Auf dem Boden der Natur erbaut er das Haus seines Weltaufenthaltes, existiert er in einer Einheit von Schau und Tat, in einer Einheit von Seinsverständnis und Seinsverwirklichung. „Der Mensch" - so bemerkte Plessner ((6), S. 30) – „erfindet nicht, was er nicht entdeckt. Das Tier kann finden, erfinden kann es nicht, weil es nicht dabei findet (d.h. entdeckt). Es deckt sich ihm das Ergebnis seines Tuns nicht auf. Wie viel mehr aber wird erfordert, damit ein Lebenswesen Sitte und zweckfreie Werke intendiert ... Nur weil der Mensch von Natur halb ist und (was damit wesensverknüpft ist) über sich steht, bildet Künstlichkeit das Mittel, mit sich und der Welt ins Gleichgewicht zu kommen. Das bedeutet nicht, daß Kultur eine Überkompensation von Minderwertigkeitskomplexen darstellt, sondern zielt auf eine durchaus vorpsychologische, ontische Notwendigkeit".

Nach Rothacker ((7), S. II, 61) ist der Mensch „umweltgebunden und distanzfähig"; „der Mensch hat sowohl Distanz als Umwelt." Wir leben in Umwelten, weil wir handeln: „Das Handeln zwingt uns in die Umwelt hinein ... Handeln aber kann man nur von einem bestimmten Standpunkt aus" (Rothacker a.a.O., S. 147). Man könnte nun über den Menschen als sein eigenes „Werk" sprechen. „Das tierische Werk" – unterstrich Scheler (a.a.O.) – „ist Ergebnis einer Instikttätigkeit der Artgenossen. Die menschliche Wohnung dagegen ist stets ein ‚Werk', das ‚Intelligenz', ‚Arbeit', ‚Technik' voraussetzt; ferner, eine Selbstbestimmung des Ortes der Landschaft, der möglichen Umwelt als Teil der ‚Welt'. Die Höhle muß gewählt und als ‚Wohnung' bestimmt sein. Die menschliche Wohnung ist Bruch mit der organischen Tätigkeit – nicht ihre Fortsetzung. ... Erst ‚im Haus' tritt der Mensch aus der Natur heraus" (Scheler, a.a.O., S. 200). In der Welt kommen wir zur Welt und in der Welt gehen wir aus der Welt. Deshalb muß die Welt des Menschen eine menschliche Welt sein bzw. werden.

3. Es soll nun versucht werden, aus anthropologischer Sicht folgende These zu belegen: Das Alter ist keine Form des Abbaus, keinesfalls der Krankheit, sondern eine Hauptform der Behauptung von menschlichem Schaffen; es offenbart sich als eine Wert- und Lebensform, als eine eigene Dimension des Daseins von Menschen; kurz, daß der Ausspruch von „Senectus ipsa est morbus" nicht berechtigt ist.

Es ist bekannt, daß die Alten der alten und sog. ‚primitiven' Kulturen als wichtige ‚Weise', als ‚maßgebliche Menschen' gesehen wurden. Sie waren die bedeutenden Träger der menschlichen Erfahrung und nahmen besonders wesentlich an der Strukturierung und des Hineintragens der Kontinuität in die Weltgeschichte teil. Leider sind die modernen Gesellschaften durch eine Entfernung und eine Entfremdung von dieser Überzeugung charakterisierbar. So sind der grundlegende Wert und die Eigentlichkeit des Alters in Vergessenheit geraten.

Man muß daran erinnern, daß das Alter nicht einfach eine Summe von Jahren ist, es stellt vielmehr eine immanente Teleologie des menschlichen Lebens, einen Sinn der humanen Verwirklichung dar. Das Alter hebt den Wert und die Bedeutung eines Menschenlebens hervor. Wahrscheinlich bezeichnet deshalb auch Terentius Wort „morbus" nicht Krankheit als Resultat einer Erkrankung, sondern vielmehr eine Situation eines Menschenlebens oder eine ‚Grenzsituation', die den Menschen zwischen Chance und Scheitern stellt.

Jaspers Theorie der „Grenzsituationen" hat auf die Mannigfaltigkeit der Erfahrungshorizonte im Menschenleben aufmerksam gemacht. Unter den Situationen, die das menschliche Leben bestimmen, gibt es auch solche, über die wir grundsätzlich nicht hinaus können. Dies sind „Grundsituationen unseres Daseins" oder „Grenzsituationen", die Jaspers folgenderweise charakterisiert hat: „Deren Gemeinsames ist, daß – immer in der Subjekt-Objekt-gespaltenen, der gegenständlichen Welt – nichts Festes da ist, kein unbezweifelbares Absolutes, kein Halt, der jeder Erfahrung und jedem Denken standhielte. Alles fließt, ist in ruheloser Bewegung des Infragegestelltwerdens, alles ist relativ, endlich, in Gegensätze zerspalten, nie das Ganze, das Absolute, das Wesentliche. ... Diese Grenzsituationen als solche sind für das Leben unerträglich" ((3), S. 229). Wollen wir diese „Grenzsituationen" nun genauer charakterisieren, so wird es zweckmäßig sein, folgendes zu bedenken: „Das Wesentliche der Grenzsituationen ist erstens die antinomische Struktur des Daseins; ist dieses eine Grenze des objektiven Weltbildes, so entspricht ihr subjektiv das jedem Leben verbundene Leiden. Nur Einzelfälle dieses Allgemeinen, darum konkreter und in der Wirklichkeit das Eindrucksvollste sind die besonderen Grenzsituationen des Kampfes, des Todes, des Zufalls, der Schuld" (ebenda, S. 232). In seiner Philosophie bringt Jaspers folgende Präzisierung: „... in unserem Dasein sehen wir hinter ihnen nichts anderes mehr. Sie sind wie eine Wand, an die wir stoßen, an der wir scheitern. Sie sind durch uns nicht zu verändern, sondern nur zur Klarheit zu bringen, ohne sie aus einem Anderen erklären und ableiten zu können" ((2), S. 203).

Das Leben des Menschen setzt aber auch Wertgefühl und Werthorizonte voraus. Allerdings nur auf dem Grund einer sui generis existentiellen Priorität. „Der Mensch" – bemerkte Scheler – „ist also nicht Nachbildner einer an sich bestehenden, der schon vor der Schöpfung in Gott fertig vorhandenen ‚Ideenwelt', oder ‚Vorsehung', sondern er ist Mitbildner, Mitstifter und Mitvollzieher einer im Weltprozeß und mit ihm selbst werdenden idealen Werdefolge. Der Mensch ist der einzige Ort, in dem und durch den das Urseiende sich nicht nur selbst erfaßt und erkennt, sondern er ist auch das Seiende, in dessen freie Entscheidung Gott sein bloßes Wesen zu verwirklichen und zu heiligen vermag." ((10), S. 83).

Im Rahmen einer systematisch erarbeiteten Wertetheorie hat Scheler das menschliche Leben als Bereich von Werten analysiert. Dabei geht es von dem in seiner leiblich-geistigen Einheit und Weltoffenheit faktisch lebenden Menschen und von dem Wertreich, das ein ‚Gehäuse' des Menschen ist, aus. Geiststruktur und Wertstruktur stellen einen Kosmos dar. „Jeder Mensch und jede Epoche schreitet wie in einem Gehäuse, das er überallhin mit sich führt; dem er nicht zu entrinnen vermag, wie schnell er auch liefe. Er gewahrt durch die Fenster dieses Gehäuses die Welt und sich selbst. ... Denn die Umweltkultur jedes Menschen ist gegliedert nach ihrer Wert-Struktur" ((8), S. 348).

Scheler sieht den Menschen vor aller Erkenntnis und allem Wollen als ein liebendes Wesen. Liebe ist ein „Urakt" des Menschen, durch den er aus sich heraus und über sich hinaus geht und an der Welt teilnimmt: „Das Wesen der Geisteshaltung ... ist: liebesbestimmter Actus der Teilnahme des Kerns einer endlichen Menschenperson am Wesenhaften aller möglichen Dinge" (ebenda, S. 327). Eine teilnehmende und teilhabende Beziehung ist die grundlegendste Beziehung, die der Mensch zur Welt hat. Dieses primäre Verhalten zur Welt versteht Scheler als emotionales und wertnehmendes Verhalten. Eine Rangordnung der Werte und eine Rangordnung der wertnehmenden Handlungen bilden zusammen den ordo amoris: „Wer den ordo amoris eines Menschen hat, hat den Menschen" (ebenda, S. 348).

Ordo amoris besteht innerhalb und außerhalb des Menschen und so wird Teilhabe möglich: „Denn das, was wir ‚Geblüt' oder in bildhafter Weise das ‚Herz' des Menschen nennen, ist kein Chaos blinkender Gefühlszustände. ... Es ist selbst ein gegliedertes Gegenbild des Kosmos aller möglichen Liebenswürdigkeiten – es ist insofern ein Mikrokosmos der Wertewelt. ‚Le coeur a ses raisons'" (ebenda, S. 361).

Ein eigentliches menschliches Leben erfordert so eine wertige Komponente. Ein sittlich eigentliches Verhalten ist in diesem Sinne nur ein wertvolles Verhalten. Es ist klar – unterstreicht Scheler – „daß sittlich wertvoll nur die Mitfreude an einer Freude sein kann, die selbst in sich sittlich wertvoll ist und die von dem Sachverhalt ‚an' dem sie erfolgt, sinnvoll gefordert ist" ((9), S. 17). Auch die echten „Mitgefühlsakte" tragen positiv-ethischen Wert; Liebe aber „ist ganz auf positive Personwerte gerichtet und auch auf das ‚Wohl' nur, sofern es zum Träger eines Personwertes wird" (ebenda, S. 145). „Liebe und Haß" sind überhaupt wertbezogen: Es ist aber einsichtig, daß die Liebe einen besonderen Wert hat, „sofern sie Liebe der Person zur Person selbst ist" (ebenda, S. 167). Das ist „die sittliche Liebe im prägnanten Sinne".

4. Die oben dargelegten Auffassungen von einigen Anthropologen und Philosophen haben hauptsächlich aufgrund der Werte eine Einheit des menschlichen Lebens hervorgehoben. Jenseits von einer idealisierten Darstellung wird jede Besonderheit von inneren Erlebnissen, von jeder ‚Intimacy' auch wertbestimmt. Das wirkt im Laufe des ganzen Lebens mit besonderem Akzent, jedoch wahrscheinlich in der zweiten Lebenshälfte, wenn normalerweise eine Vertiefung der humanen Erlebnisse geschieht, wenn die Innerlichkeit selbst eine sowohl sapientia als auch amicitia, eben eine dauernde Partnerschaft wünscht und fordert.

Wert und die werthaltigen inneren Formen des Lebens könnten im Alter Suchen und Sorgen nicht als Entlastungsform, sondern eher als den ontologischen Ort des Zusammentreffens von projektierten (oder im Projekte gebliebenen) Bestrebungen und beschränkten Verwirklichungen in den Formen der Kulturleistungen, der Bejahung von humanen Fähigkeiten zur teleologischen Setzung angesehen werden.

Denn nur das Alter hebt den Sinn des Lebens, die innere Teleologie des menschlichen Daseins hervor. So kann das Schicksal selbst keine Fatum (moira), sondern der Weg der Abwesenheit des Sinns von Leben, der „Nähe" (phänomenologisch: nicht örtlich, sondern als Kulturhorizont einer humanen Verwirklichung und Leistung), des neuen Niveaus der Welt von Menschen betrachtet werden. Darum auch: der besondere Wert von Partnerschaft und der tiefe Sinn in Ciceros „De amicitia" ((1), S. 86): „Sine amicitia vitam esse nullam".

Literatur

1. Cicero, De amiticia, XXIII
2. Jaspers K (1956) Philosophie. Bd. II: Existenzerstellung. 2. Aufl. Springer, Berlin–Göttingen–Heidelberg
3. Jaspers K (1960) Psychologie der Weltanschauung. 5. Aufl. Springer, Berlin–Göttingen–Heidelberg
4. Kant I (1956) Kritik der reinen Vernunft. A 235-6/B 294-5, nach der 1. und 2. Originalausgabe neu hrsg. von R Schmidt und F Meiner, Hamburg
5. Kant I (1969) Idee zu einer allgemeinen Geschichte in weltbürgerlicher Absicht. Akademie-Ausgabe, Bd. 8, Nachdruck 1969. W de Gruyter, Berlin–New York
6. Plessner H (1982) Der Mensch als Lebewesen. In: Mit anderen Augen, Aspekte einer philosophischen Anthropologie. Reclam jun, Stuttgart
7. Rothacker E (1975) Philosophische Anthropologie. 4. Aufl., Bouvier Bonn
8. Scheler M (1957) Gesammelte Werke. Bd. 10: Schriften aus dem Nachlaß. Bd. I, 2. Aufl.
9. Scheler M (1973) Wesen und Formen der Sympathie. In: Gesammelte Werke, Bd. 7. 6. durchges. Aufl., hrsg. von MS Frings
10. Scheler M (1976) Philosophische Weltanschauung. In: Gesammelte Werke, Bd. 9: Späte Schriften, hrsg. von MS Frings. Francke, Bern–München
11. Scheler M (1987) Gesammelte Werke, Bd. 12: Schriften aus dem Nachlaß. Bd. III: Philosophische Anthropologie, hrsg. von MS Frings, Bouvier, Bonn

Anschrift des Verfassers:
Prof. Dr. A. Boboc
Universität Bukarest
Bukarest
Rumänien

Partnerverluste im Alter: die einsamen Frauen

R. D. Hirsch

Abteilung für Gerontopsychiatrie der Rhein. Landesklinik Bonn

Einführung

Eine 76jährige Patientin erzählte in einer Therapiestunde, wie sehr ihr schwerkranker, meist bettlägeriger Mann sie wieder geärgert habe. Er mache ihr alles zum Possen und blamiere sie vor allen Leuten. Vor kurzem habe sie mit ihrer Nachbarin darüber gesprochen. Diese habe gemeint: „Rege dich nicht über die Männer auf. Die machen wir nicht mehr anders. Aber wir, wir müssen die doch überleben." „Die kann das so leicht nehmen", seufzt die Patientin, „aber was Wahres ist da schon dran".

Ein zweites Beispiel: Eine 60jährige Frau, die mit ihrem Mann, der unter einer Alzheimer-Erkrankung im fortgeschrittenen Stadium leidet, zusammenlebt, fühlt sich alleingelassen. Sie habe ihr ganzes Leben wegen ihm umstellen müssen. Sie habe ihren Beruf aufgegeben, um ihren Mann zuhause pflegen zu können. Bekannte und Verwandte hätten sich zurückgezogen, ihre Kinder kämen nur aus Pflichtgefühl zu Besuch, und als sie eine Gemeindeschwester um Hilfe bat, habe man die Hände über dem Kopf zusammengeschlagen und gemeint: „Ihren Mann können sie daheim nicht mehr pflegen. Der muß in ein Heim!" Gehe sie mit ihm manchmal in einer Wirtschaft essen, so würden sie wie Aussätzige behandelt. Sie habe erst lernen müssen, daß andere ihren Mann nicht ertragen können. Keiner verstünde, daß sie ihn liebe und mit ihm bis zu seinem Tod zusammenleben möchte, nicht aus Pflichtgefühl, sondern einfach aus Liebe. Dieses Unverständnis ihrer Umwelt mache ihr mehr zu schaffen als die Pflege ihres Mannes. Das langsame und manchmal abrupte Anderswerden ihres Mannes erschrecke und verunsichere sie. Eigentlich keinen Partner mehr zu haben, keinen, mit dem sie alles besprechen könne, der ihre Kümmernisse teile, keinen, der ihr zur Seite stehe, keinen, der sie in den Arm nehme, das setze ihr zu und lasse sie manchmal verzweifeln.

Um Partnerverluste in ihrer jeweils individuellen Ausprägung verstehen zu können, gilt es – wie die Beispiele zeigen – nicht nur intrapsychische Prozesse zu erforschen, sondern gleichzeitig biologische und soziale Aspekte ebenso einzubeziehen wie die Lebensphase, in der sich ein Individuum gerade befindet.

Trennung: Verlust oder Chance?

Als entscheidende Bedrohung der seelischen Gesundheit für Ältere werden drohende bevorstehende, eingetretene reale oder symbolische Trennungen oder Verluste genannt. Als besonders gefährlich werden während des Alterns Bedrohungen und Verluste angesehen (10–12), die
- akut in mehreren Bereichen auftreten (Bedrohungen und Verluste physischer und psychischer Integrität, an Objektbeziehungen und an psychosozialer Sicherheit),
- innerhalb eines kurzen Zeitraums (von Wochen bis Monaten) und dazu
- entgegen den Erwartungen des Lebenszyklus eintreten (mit der Unmöglichkeit des Probedenkens und u.U. auch des Probehandelns).

„Gerade das Altern ist durch die Häufigkeit von Objektverlusten charakterisiert" betont Radebold (12). Natürlich ist der Verlust z.B. des Ehepartners für einen Älteren sehr gravierend, zieht er doch weitere Verluste wie z.B. die von Selbständigkeit, Geld, Wohnung oder Gesundheit oft nach sich.

Der Autor selbst sieht weniger eine Anhäufung von Verlusten im Alter als charakterisierend an, sondern eine im Laufe des Lebens zunehmende Sehnsucht nach symbiotischen Objektbeziehungen. Hinzu kommt, daß die Art und Weise der Bewältigung oder deren Abwehr weniger abhängig ist von der Schwere des Verlusts eines Objekts als vielmehr vom Zustand der Ich-Funktionen, der subjektiven Bedeutung des verlorengegangenen Objekts und der psychischen Reife einer Person.

Der Verlust kognitiver Fähigkeiten kann von manchem Älteren gut kaschiert werden. „Lassen Sie sich von dessen Fassade nicht täuschen", heißt es von den meist jüngeren Bezugspersonen, aber auch von Professionellen eher abwertend. Goethe schreibt sehr treffend: „Der Alte verliert eines seiner größten Menschenrechte: Er wird nicht mehr von Seinesgleichen beurteilt". Wir vergessen, daß der Ältere sich mit seinen noch vorhandenen, wenn auch stückhaften, kognitiven Fähigkeiten bemüht, seine Verluste auszugleichen. Durch den Begriff „Fassade" – er bezeichnet: „Vorderseite, Außenseite eines Gebäudes, oft als Schauseite künstlerisch gestaltet" (Brockhaus, 1968) – werden kompetitive individuelle, auch künstlerisch-kreative Fähigkeiten verdinglicht, negativ bewertet, und damit vom Selbst des Betroffenen, ähnlich wie eine Krankheit, abgespalten. Zum kognitiven Verlust kommt so ein von außen aufgedrückter emotionaler. Der Betroffene spürt, weniger ernst genommen zu werden, wird verunsichert und traut sich selbst weniger zu als er eigentlich kann. Die Fähigkeit, nach außen kompetenter zu wirken, als es tatsächlich der Fall ist, treffen wir, nebenbei bemerkt, nicht nur bei Älteren an. Gerade die Bewältigung verringerter kognitiver Fähigkeiten durch ein vermehrtes Bemühen um äußere Stabilität könnte sinnvoll gefördert und stabilisierend in einer Partnerschaft genützt werden.

Betrachten wir die frühkindliche Entwicklung, so sehen wir, daß keine Weiterentwicklung ohne Verlust oder Trennung und eine Auseinandersetzung damit möglich ist. Am liebsten hätte ein Säugling immer die Brust der Mutter als ewige Lust- und Nahrungsspenderin zur Verfügung, später die Mutter zum Partner, ohne mit dem Vater in Konflikt zu geraten. Keine Entwicklungsphase kann ohne eine Reihe von Verlusten durchlaufen, keine Individuation ohne Loslösung bewältigt werden. Nichtvollzogene Trennungen gefährden das psychische Gleichgewicht und stabilisieren unreife Abwehrmechanismen. Reifung beinhaltet Auseinandersetzung mit Trennung und Verlust in Form von Trauerarbeit, aber auch mit Individuation und Gewinn, d.h. schöpferischer Arbeit. Es ist Aufgabe und Notwendigkeit für jeden Menschen, beide aufeinanderbezogene Arbeitsstile im Laufe des Lebens zu erlernen und reifen zu lassen. Gerade die Verbindung zwischen psychischem Wachsen und dem Erlebnis eines Verlustes läßt uns die zur Reifung notwendige Trauerarbeit verstehen.

Ältere Menschen müßten aufgrund ihrer lebenslangen Erfahrung wissen, daß es kein Leben ohne Trennung und Verlust gibt, aber auch keines ohne bleibende Erinnerungen und Chancen zu Neubeginn oder Gewinn. Sie müßten daher besonders ausgerüstet sein für eine adäquate Trauerarbeit, da das Leben einen jeden zwingt, sich mit diesen Problemen auseinanderzusetzen und seine eigene persönliche Antwort zu finden. Manche Ältere können aufgrund früher erworbener oder jetzt im Alter eingetretener Einschränkungen und Schädigungen der Funktionen und Möglichkeiten des Ichs diese nicht oder nicht mehr adäquat verarbeiten. Andererseits ist es manchen erst aufgrund des abgeschwächten Ichs möglich, echte Trauerarbeit zu leisten. Gerade narzißtisch gestörte Menschen sind eher mit zunehmendem Altern bereit, eine Therapie zu beginnen, wenn infolge nachlassender Leistungskraft und Eintreten von Verlusten das bis dahin mühevoll aufrechterhaltene seelische Gleichgewicht gefährdet wird (3).

Trauerarbeit im psychoanalytischen Prozeß ist mit Erinnerungsarbeit und damit auch mit Schmerzen verbunden. „Stufe für Stufe, Schritt für Schritt, erinnert sich der Trauernde an seine Erlebnisse mit dem Liebesobjekt unter dem Diktat der Realität, daß er dieses Objekt verloren hat" (5). Das Erinnern wird ein stückweises, fortgesetztes Zerreißen der Bindung an das geliebte Objekt und damit ein Erlebnis von Rissen und Wunden im Selbst des Trauernden. In dieser Trauerarbeit werden die Schmerzen, wenn auch abgeschwächt, aller vergangener Verluste wiederholt. Um dieser Trauerarbeit im psychoanalytischen Prozeß gewachsen zu sein, bedarf es eines gesunden Narzißmus, einer Neugier am Selbst und am Leben sowie an Mut, im Alter noch lernen zu wollen. „Ich will endlich leben", sagte ein älterer Patient, und fügte hinzu „wenn ich schon leben muß".

Einsamkeit: Rückzug oder Hilfe?

„Wer einsam ist, der hat es gut,
Weil keiner da, der ihm was tut.
Ihn stört in seinem Lustrevier
Kein Tier, kein Mensch und kein Klavier,
Und niemand gibt ihm weise Lehren,
die gut gemeint und bös zu hören."

Wilhelm Busch (2) beschreibt in seinem Gedicht „Der Einsame" dessen Vorzüge. Doch ist Einsamkeit eine für die meisten Menschen eher erschreckende Vorstellung. Gerade Partnerverluste führen bei manchen Älteren zu Einsamkeit, Hilflosigkeit und Verzweiflung. Die Vielfalt der Gedanken und Gefühle verengen sich: Gerade, weil niemand mehr da ist, niemand mehr stört, keiner auf einen wartet und keine Aufgabe mehr zu lösen ist, kann dies zu einer weiteren Isolation und schließlich zur totalen Vereinsamung führen.

Zu unterscheiden ist, trotz häufig synonymem Gebrauchs, Alleinsein von Einsamkeit: Alleinsein bezieht sich mehr auf die äußere Situation, Einsamkeit ist eher eine innere Befindlichkeit, ein Gefühl. Das Bedürfnis nach Kontakt sowie nach Alleinsein und Einsamkeit ist von Mensch zu Mensch sehr verschieden. Ältere Menschen leiden mehr als Jüngere unter Einsamkeit. Sie werden oft unerwartet mit Verlusten konfrontiert. Ihnen fällt es schwerer, Ersatz hierfür zu finden. Was könnte auch schon Ersatz für eine 40jährige Partnerschaft sein? „Sie können mir meinen Mann nicht mehr lebendig machen", klagte eine Patientin. Von einer anderen Patientin hörte ich: „Jetzt bin ich mutterseelenallein. Das habe ich immer schon befürchtet." Eine weitere ist verbittert über den Tod des Partners: „Mich läßt er jetzt hier allein! Alles hatte er gemacht, ohne ihn kann ich nicht leben!"

Das Ansprechen der Einsamkeit führt in der Psychotherapie unweigerlich zu frühen Verlustängsten. Ein Beispiel:

Eine 64jährige Witwe erzählt, daß sie als Kind sehr darunter gelitten habe, daß ihre Eltern sie öfters am Abend alleingelassen hätten. Sie habe panische Angst bekommen, sich nicht aus dem Bett gewagt und wie erstarrt darauf gewartet, daß ihre Eltern heimkommen würden. Sie habe befürchtet, ihren Eltern könne etwas zustoßen und sie wäre dann ganz allein. Inständig habe sie gebettelt, doch die Eltern hätten sie zurechtgewiesen. Einmal, als die Eltern zu einer bekannten Familie gefahren wären, hätte sie solche Angst bekommen, daß sie barfuß, nur mit dem Nachthemd bekleidet, durch die Straßen gelaufen wäre und schließlich die Eltern bei den Bekannten angetroffen hätte. Ihr Vater hätte sie vor den Nachbarn beschimpft und beschämt, sie nach Hause gefahren und ihr dann noch besonders Vorwürfe gemacht, weil sie die Haustüre offen stehen habe lassen. Wieder in ihrem Bett, habe sie bitterlich geweint. Sie fühlte sich von allen verlassen, unverstanden und habe Gott gebeten, sie doch sterben zu lassen. Dieses Ereignis quäle sie noch immer. Jetzt, nach dem Tod ihres Mannes, fühle sie sich wieder so wie damals als Kind.

Keppler (8) schreibt, das Tragische sei, daß es keine einsamen Kinder ohne einmal in ihrer Kindheit einsam gewesene Eltern gibt. Diese Eltern konnten Teile ihrer Persönlichkeit nicht voll entwickeln oder mußten sie unterdrücken, weil deren Eltern wiederum diese Persönlichkeitsanteile oder Verhaltensweisen, bedingt durch ihre eigene Lebensgeschichte, nicht wahrnehmen oder ertragen konnten. Deutlich wird ein „intergenerativer Wiederholungszwang". Sehr anschaulich schildert Alice Miller (9) diese Prozesse in ihrem Buch „Das Drama des begabten Kindes".

Frühe Erlebnisse mit Angst, Einsamkeit, Alleinsein und Ausgeliefertsein sind Teile der Persönlichkeitsentwicklung. Bowlby (1) beschreibt, wie sehr verunsichernd es für ein Kind ist, von seiner Mutter getrennt zu werden, und daß dieses Trauma unbewältigt lebenslang bestehen bleiben und aktualisiert werden kann. William James (1890, zit. n. Bowlby [1]) vertrat die Ansicht, daß „Einsamkeit die große Quelle der Furcht in der Kindheit ist". Dies dürfte auch für Ältere zutreffen. Spitz (15) untersuchte den partiellen Entzug affektiver Zufuhr bei Kleinkindern. Dieser führt zur „anaklitischen Depression", die sich mehr oder weniger wieder zurückbilden kann. Ein totaler Entzug dagegen führt zu schweren, meist irreparablen psychischen Störungen. Aber auch ein Zuviel an Fürsorge, „alles-abnehmen-wollen", „nie-allein-sein-dürfen", kann die Entwicklung nachhaltig ungünstig beeinflussen. Das Streben nach Selbst- und Eigenständigkeit, sich mit sich allein beschäftigen, eigene Phantasie und Kreativität entwickeln zu können, verkümmern dann und bilden „Lücken" in der Persönlichkeitsentwicklung.

Riemann (13) beschäftigte sich mit der Frage, wovor wir eigentlich fliehen, „wenn wir vor der Einsamkeit fliehen". Ein Motiv ist für ihn die Langeweile als

Form des Verschlossenseins, der stumpfen Interessenlosigkeit, des trotzigen Sich-dem-Leben-Verweigerns. Ein weiteres ist das Alleinsein, das Gefühl der Verlassenheit, des fehlenden Aufgehobenseins in menschlichen Kontakten, das jene unbestimmte Angst in uns auslöst.

Einsamkeit birgt in sich aber auch die Chance, mit sich selbst zu kommunizieren. Selbstgewähltes oder angenommenes Alleinsein ist die Quelle für Abstand, Ruhe und zum Sammeln neuer Kräfte. Gerade das Flüchten unserer Zeit vor dem Alleinsein fördert die Angst vor ihm und fördert eine innere Einsamkeit und Leere. Daß es jedoch Voraussetzung für jede wirkliche Trauerarbeit ist, wird eher verdrängt.

Je mehr ein Älterer Alleinsein und Einsamkeit im Laufe des Lebens ertragen, annehmen und bewältigen gelernt hat, um so eher wird er bei auftretenden Trennungen diese nicht nur als Verlust erleben, sondern auch als Chance, seine Individuation – im Sinne Jungs – fördern zu können.

Umgang mit Partnerverlust

In Märchen spiegeln sich typische allgemeinmenschliche Schicksale in bildhafter Form wieder. Die Gesamtheit aller Märchen, schreibt Seifert (14), „zeigt in etwa, was sich in der Seele des Menschen seit Urzeiten abspielte, und worauf wir in Notzeiten immer wieder zurückgreifen müssen." In sehr vielen Märchen müssen sich die Menschen mit Trennung und Verlust auseinandersetzen und kommen erst nach vielen Bemühungen, manchmal unter Hilfe von guten oder bösen Geistern, Hexen oder Fabelwesen dazu, bis ans Lebensende „glücklich und zufrieden" zu leben. Ohne Trennung kein Märchen! Märchen zeigen uns symbolhaft, phantasieanregend und lehrreich, welche Möglichkeiten zur Bewältigung von Trennungen bestehen.

In einem finnischen Märchen (zit. n. Kast [7]) wird erzählt, daß ein in Frieden und Eintracht zusammenlebendes Ehepaar sich gegenseitig versprach, beim Tod des anderen nicht wieder zu heiraten. Nachdem nun die Frau starb, wollte der Mann einige Zeit später wieder heiraten. Als die Trauung anberaumt war, ging der Mann noch einmal ans Grab seiner verstorbenen Frau. Da öffnete sich das Grab, und er hörte die Stimme seiner Frau. Sie bat ihn, zu bleiben. Immer, wenn er gehen wollte, hielt sie ihn zurück. Als er endlich fortging, war er selbst „grau wie ein alter Wiedehopf". Er fand seine Braut nicht mehr, da inzwischen 30 Jahre vergangen waren.

Dieser Mann kann sich von seiner Frau nicht trennen. Schuldgefühle halten ihn zurück, und so verbringt er sein Leben mit einer Toten. In der symbiotischen Situation darf keine Veränderung eintreten. Das Gemeinsame wird überbetont, das Trennende vermieden und Aggressionen abgespalten und negiert. Sind auch Zeichen der Trauerarbeit und Auseinandersetzung mit der Realität vorhanden, so werden alte symbiotische Tendenzen wieder wach. Die Folge ist Isolation und ein Abgeschlossensein vom lebendigen Leben in der Zeit, in der Neubeginn noch möglich ist. Statt sich zu trennen, zerstört der Mann sich selbst (7). Es ist ihm nicht möglich, die Realität zu prüfen – eine Notwendigkeit für eine wirksame Trauerarbeit – und sich kontinuierlich von libidinösen Verknüpfungen mit seiner Frau zu lösen.

Wie schwierig es ist, sich von einem Partner, und seien es auch nur Teile von ihm, zu trennen, Realitäten anzuerkennen und zu akzeptieren, Trauerarbeit zu leisten und sich auf eigene Ich-Funktionen zu besinnen und Neues aufzubauen, zeigt die folgende Schilderung eines Beispiels einer psychotherapeutischen Behandlung.

Tägliche Verluste: der Partner mit einer dementiellen Erkrankung

Auf Anraten der Gemeindeschwester, die ihren sieben Jahre älteren Mann zweimal wöchentlich betreut, kommt eine 73jährige, sehr rüstige, gepflegt gekleidete und schlanke Frau, Frau A., zur psychotherapeutischen Behandlung. Sie wirkt sehr bestimmt. Ihr Redefluß ist kaum zu bremsen. Sie erzählt anschaulich sowie humorvoll und weiß den Therapeuten gut in „ihren Bann" zu ziehen. Sie habe im Laufe ihres Lebens immer wieder mal ihre „Depressionen" gehabt. Jetzt wären sie wieder stärker geworden, und da habe die Gemeindeschwester gemeint, eine Psychotherapie könne ihr nicht schaden. Ist die Patientin erst auch etwas mißtrauisch, so gewinnt sie doch bald Vertrauen und sucht Komplizenschaft mit dem Therapeuten gegen ihren Mann, die Gemeindeschwester und alle anderen Verwandten und Bekannten.

Im Vordergrund ihrer Beschwerden stehen Mutlosigkeit, Einsamkeitsgefühle, Angst, nicht mehr alles so zu schaffen wie früher, zunehmende Panikgefühle, wenn nicht alles so geschieht, wie sie es geplant hat, Sorgen um die Zukunft, innere Unruhe und Rastlosigkeit sowie vermehrte Schmerzen in der Hüfte und Ängste vor der bevorstehenden notwendigen Hüftgelenksoperation. „Mein Problem ist", resümiert Frau A., „mein Mann, der gar nichts mehr schaffen will, meine Ehe, die nie eine richtige war und mein Haus, das ich nie so groß bauen wollte." Zu erfahren ist, daß ihr Mann seit einigen Jahren ein ausgeprägtes Parkinsonsyndrom und eine mittelschwere Multiinfarkt-Demenz mit zunehmenden Gedächtnisstörungen sowie zeitweiliger nächtlicher Verwirrtheit hat.

Der Vater von Frau A. starb, als sie drei Jahre alt war. Ihre Mutter, die sie als nachlässig und schlampig bezeichnet, heiratete bald wieder. Frau A. wuchs mit einer Schwester und einem Stiefbruder auf. Ihr Stiefvater, den sie als brutal, aggressiv und laut beschreibt, betrieb ein Kohlengeschäft, in dem alle Familienmitglieder mithelfen mußten. Sie machte die mittlere Reife, dann eine Ausbildung zur Sekretärin und Kontoristin und arbeitete schließlich lange Jahre in diesem Beruf. Mit 27 Jahren heiratete sie. Ihr Mann habe sie beim ersten Verkehr vergewaltigt. Da „das nicht mehr rückgängig zu machen war", habe sie ihn geheiratet und zwei Jahre später eine Tochter geboren. Am Geschlechtsverkehr habe sie nie Interesse gehabt. Ihr Mann habe sie dazu immer wieder zwingen müssen. Sie habe mitgemacht, da er dann manchmal zärtlich war. Ihr Mann sei ein Muttersöhnchen, ruhig, zuverlässig und habe seine Arbeit, mehr aber auch nicht, gemacht. Er sei „so ein richtiger Dackel", kein Mann.

Mit Frau A. wird eine tiefenpsychologisch orientierte Psychotherapie kombiniert mit autogenem Training durchgeführt. Insgesamt finden 30 Sitzungen, je eine pro Woche, statt. Fokussierungen während der Behandlung sind: Beziehungsklärung und Umgang mit dem dementen Mann, Lockerung der zwanghaft-depressiven Persönlichkeitsstruktur, bewußte Gestaltung des eigenen Lebens, Entscheidungshilfe zur Hüftgelenksoperation.

In den ersten Stunden erlernt Frau A. das autogene Training. Sie ist dabei sehr gewissenhaft. Da ihr die Übungen gelingen und sie zu Hause „etwas für sich" tun kann, wird dadurch der gesamte Behandlungsprozeß günstig beeinflußt.

Die Behandlung läßt sich in drei Abschnitte unterteilen:
1. Lockerung starrer Beziehungsmuster;
2. Beginn einer Neuorientierung;
3. Konsolidierung und Zukunftsorientierung.

Lockerung starrer Beziehungsmuster

In der ersten Zeit klagt Frau A. über die täglichen Anforderungen, die sie allein bewältigen müsse. Mit den Mietern habe sie Ärger. Kleinigkeiten würden sie sehr verunsichern. Sie könne nichts locker nehmen. Sie mache sich über alles Sorgen. So wäre jetzt die Heizung abgelesen worden, und sie müsse für ihre Mieter genau ausrechnen, was jeder zu zahlen habe. Ein Mieter hätte sich beschwert, daß er ein paar Pfennige zuviel bezahlen müsse. Darüber hätte sie sich sehr aufgeregt. Alles müsse sie allein machen. Ihr Mann würde sich extra so dumm stellen und alles falsch machen, um sich vor allem drücken zu können. Freilich, sie habe immer schon alles allein machen müssen. Ihren Mann können man nichts machen lassen. Er vergesse alles, wolle aber über alles informiert werden. Mißtrauisch wäre er jetzt über die Psychotherapie.

Diese Zeit ist getragen von Vorwürfen gegen den Mann, aber auch von eigener Hilflosigkeit und Zukunftsängsten. Die überhöhten Ansprüche von Frau A. an sich, ihr Kontrollbedürfnis und ihre Zerfahrenheit belasten sie. In den Behandlungsstunden muß sie erst einmal „alles loswerden", was sie bedrückt. Hat sie auch niemand, dem sie ihre inneren Bedürfnisse mitteilen kann, so versucht sie in den Behandlungsstunden, sie mit ihrem Redeschwall zu unterdrücken. Nur manchmal gelingt es, sie zum „Loslassen" anzuregen. Im Therapeuten werden mütterliche Gefühle geweckt, die gewährend, verstehend und unterstützend sind.

Beginn der Neuorientierung

Dieser Behandlungsabschnitt beginnt mit der Bemerkung von Frau A., daß sie sich nach langer Zeit für einige Stunden glücklich gefühlt habe. Sie habe die Natur bewußter genießen und erleben können. Sie fühle sich irgendwie freier. Ihrem Mann wäre aufgefallen, daß sie sich verändert habe. Das mache ihm Angst und verunsichere ihn. Sie denke jetzt manchmal, daß sie nie hätte heiraten sollen, diesen Mann zumindest nicht. Zärtlichkeiten hätten sie kaum ausgetauscht, über Gefühle nur selten gesprochen. Sie könne ihn auch nicht streicheln oder ihm gar einen Kuß geben. Da komme sie sich dumm vor. Vor kurzem sei er in der Nacht herumgegeistert und habe Frühstück machen wollen. Seine Unberechenbarkeit mache ihr Angst. Sie liebe ihn nicht, tue aber ihre Pflicht. Ihr Mann müsse doch endlich einsehen, daß er ihr „nie viel gegeben" habe. Dann fällt ihr ein, daß ihr Mann wohl in letzter Zeit soviel falsch mache, weil er Angst vor ihr hätte. In einer späteren Stunde erzählt sie, daß ihr Mann sich jetzt sehr rührend um sie bemühe und versuche, alles recht zu machen, was ihm natürlich nicht gelänge. Darauf angesprochen, lacht sie und meint: „Mir kann's wohl keiner recht machen." Sie beginnt, nach der Behandlungsstunde in die Stadt zu fahren, sich in ein Kaffee zu setzen und dies zu genießen. Sie freut sich hierüber und nimmt jetzt auch an Tagesausflügen und Kaffeefahrten teil. Allerdings überanstrengt sie dabei ihre Hüfte und bekommt heftige Schmerzen. So überlegt sie ernsthaft, in welcher Klinik sie sich operieren lassen soll, wo ihr Mann in dieser Zeit untergebracht werden kann u.ä.

Deutlich wird in diesem Abschnitt, wie sehr Frau A. darunter leidet, keinen ihren Wünschen entsprechenden Partner für das Leben gefunden zu haben. Doch kann sie dies allmählich akzeptieren und sich innerlich von unerfüllbaren Wünschen trennen, um sich real neu zu orientieren. Für diese Neuorientierung sucht sie im Therapeuten einen verbündeten Bruder, der sie versteht und sich mit ihr an ihren ersten Schritten freut, ohne ihr Ratschläge zu geben.

Konsolidierung und Zukunftsorientierung

In einer späteren Stunde meint Frau A.: „Mir ist so, als löse sich innerlich der Knoten. Es entscheidet sich etwas in mir." Äußerlich ist diese Veränderung an ihrer Kleidung zu sehen. War diese bisher unauffällig, so ist sie jetzt farbenfroher, lebendiger und modischer. Sie möchte sich endlich einen Traum erfüllen: ein eigenes Zimmer einrichten. Wie ein junges Mädchen schwärmt sie davon. In jeder Stunde berichtet sie, wie weit jetzt ihr Zimmer schon eingerichtet wäre. Dort ziehe sie sich zurück, telephoniere manchmal mit Bekannten und ihrer Tochter, ohne daß ihr Mann sie störe und könne am Abend sich in Ruhe das Programm im Fernsehen ansehen, das sie möchte. „Das Zusammenleben im Alter ist nicht schön", meint sie später. Allerdings sei sie jetzt geduldiger mit ihrem Mann und wisse auch, daß er wirklich nicht mehr so könne. Ihr Alleinsein helfe ihr, den „Abbau" ihres Mannes besser ertragen zu können. Ihre Hüftgelenksschmerzen, die manchmal wieder sehr heftig sind, lassen sie mehrere Kliniken aufsuchen, um sich zur Operation anzumelden und mit ihrer Tochter über die Pflege ihres Mannes in dieser Zeit sprechen. Ihre Ängste sind einer realistischen Einschätzung gewichen. Vielleicht wäre jetzt der richtige Augenblick zur Operation, da dann auch die Anderen sehen würden, wie schwer es mit ihrem Mann wäre. Sie habe sich jetzt Freiheit verschafft durch ihr eigenes Zimmer und ihre neuen Kontakte durch die Tagesfahrten, die sie sich nicht mehr nehmen lasse.

Der letzte Behandlungsabschnitt weckt in Frau A. neue Kräfte. Sie genießt ihr Alleinsein-Können, ohne sich einsam zu fühlen, und ihre neuen Kontakte, die ihr Leben froher gestalten. Sie hat gelernt, sich abzugrenzen und dadurch ihrem Mann gelassener zu begegnen. Der Therapeut war nur zulassender Begleiter auf diesem Weg.

Ausblick

Unser Leben ist geprägt vom Umgang mit Verlust und Trennung. In den frühen Entwicklungsphasen ist ein Kind hierfür noch nicht vorbereitet. Es muß erst ein Grundvertrauen zu anderen, dann zu sich selbst und schließlich die Verbundenheit beider aufbauen und festigen. Der Umgang mit den ersten Bezugspersonen prägen modellhaft die Ich-Du-Wir-Bezogenheit. Wie auch immer dieses „Grundmodell" aussieht, ist dieses das „Rüstzeug" für das Leben, welches sich lebenslang wandelt und weiterentwickelt. Intrapsychische Prozesse und Beziehungen zur Umwelt sowie deren schicksalhafte Verwobenheit begleiten das Leben.

Schmerzhaft erlebte Verluste führen, wenn sie nicht abgewehrt werden müssen, zu Trauer, verbunden mit Einsamkeitsgefühlen. Kann der Einzelne sich selbst, kann seine Umwelt ihm genügend Zeit, Mut und Unterstützung zur Trauerarbeit geben, und verfügt er über potente Ich-Kräfte, so entstehen neue Kräfte und Chancen zur Reifung (6).

Bei Älteren besteht vermehrt die Gefahr – aber nicht die Notwendigkeit –, nicht über ausreichende körperliche, geistige oder psychische Kräfte zu verfügen, um gerade den Verlust eines Lebenspartners bewältigen zu können. Erschwerend kommen reale Ängste hinzu, zum Beispiel, finanziell abhängig zu werden oder sich nicht allein versorgen können. Schrittweiser Verlust, wie wir dies bei Partnern von an Demenz Erkrankten kennen, kann z.B. durch Ablehnung und Unverständnis der Umwelt erschwert werden. Scheidung kann z.B. mit sozialer Mißachtung, ständigem Ärger wegen des Unterhalts und der Alterssicherung einhergehen; Tod des Partners z.B. mit dem Ausbleiben bisheriger Bekannter, finanziellen und Wohnungssorgen. Hinzu kommt das gesellschaftlich immer noch negativ orientierte Bild von Älteren und Alten. Auch Psychotherapeuten bilden hierbei keine Ausnahme. Beispiel hierfür ist ihre geringe Behandlungsbereitschaft von über 50jährigen.

Bewältigt ein Älterer den Verlust eines Partners nicht, verharrt er in Verzweiflung und Einsamkeit, kann eine Psychotherapie den Verlust und die damit verwobenen bewußten sowie unbewußten früheren und gegenwärtigen Vorgänge und Ängste aufdecken und verarbeiten helfen. Allerdings geht es nicht darum, den Verlust „wegzutherapieren", sondern ihn in seiner Bezogenheit zum Patienten und seiner Welt zu verstehen, Passivität in kreative und zulassende Aktivität zu verändern und einen Neuanfang zu ermöglichen. Die Fixierungen und Verwirrungen sollen bis zu dem Punkt gelockert und entflechtet werden, „an dem die Entscheidung der Person für den seelischen Einsatz in ihre Welt fällig wird" (16).

Keine schmerzhafte Trennung, in der ein Individuum „steckenbleibt" und erstarrt, ist ein rein intrapsychischer Vorgang, der nur einer Wiederherstellung der intrapsychischen Kräfte bedarf. Ein Festhalten am Trennungsschmerz ist auch Ausdruck einer Störung des Individuums zu seiner Welt, in der er lebt und seiner Welt, die mit ihm versagt hat. So gesehen, handelt es sich um eine psychosoziale Störung, deren beide „Welten" Inhalt psychotherapeutischen Geschehens sind. Die Behandlungssituation ist Modell für die Beziehung Mensch – Umwelt. Natürlich können beim Älteren – häufiger als beim Jüngeren – erschwerend körperliche Gebrechen hinzukommen und Veränderungen behindern.

Letztlich geht es darum, den Patienten einsatzfähig für seinen ihm „schicksalhaft zubestimmten Lebenskreis" werden zu lassen, so daß, nach Trüb (16), „dieser Mensch den persönlichen Mut zum selbsttätigen Einsatz der Seele in seiner Welt aufbringe, mag auch diese Welt noch so fragwürdig und selbst heilungsbedürftig sein".

Literatur

1. Bowlby J (1986) Trennung. Fischer, Frankfurt a.M.
2. Busch W (1904) Der Einsame. In: Hochhuth R (Hrsg) Wilhelm Busch, Gesammelte Werke (1959): Was beliebt ist auch erlaubt. Buchgemeinschaft, Gütersloh, S 609
3. Cohen NA (1982) On loneliness and the ageing process. Int J Psychoanal 63: 149–155
4. Erikson EH (1988) Der vollständige Lebenszyklus. STW 737. Suhrkamp, Frankfurt a.M.
5. Heimann P (1966) Bemerkungen zum Arbeitsbegriff in der Psychoanalyse. Psyche 20: 321–361
6. Hirsch RD (1990) Aspekte der Psychotherapie im Alter. In: Hirsch RD (Hrsg) Psychotherapie im Alter. Huber, Bern, S 29–32
7. Kast V (1984) Wege aus Angst und Symbiose, 5. Aufl. Walter, Olten Freiburg i.Br.
8. Keppler L (1986) Die verborgene Einsamkeit des Kindes. In: Schultz HJ (Hrsg) Einsamkeit, 6. Aufl. Kreuz, Weinsberg
9. Miller A (1979) Das Drama des begabten Kindes. Suhrkamp, Frankfurt a.M.
10. Radebold H (1979) Psychosomatische Probleme in der Geriatrie. In: Uexküll THv (Hrsg) Lehrbuch der Psychosomatischen Medizin. Urban & Schwarzenberg, München, 728–744
11. Radebold H (1979) Geriatrie. In: Hahn P (Hrsg) Die Psychologie des 20. Jahrhunderts, Band IX. Kindler, Zürich, 786–803
12. Radebold H (1986) Formen und Möglichkeiten der Psychotherapie im Alter. Psychother med Psychol 36: 337–343
13. Riemann F (1983) Die Kunst des Alterns, 2. Aufl. Kreuz, Weinsberg
14. Seifert T (1985) Vorwort. In: Remmler H (Hrsg) Der Königssohn, der sich vor nichts fürchtet, 3. Aufl. Kreuz, Zürich
15. Spitz RA (1980) Vom Säugling zum Kleinkind, 6. Aufl. Klett, Stuttgart
16. Trüb H (1947) Vom Selbst zur Welt. Psyche 1: 41–67
17. Willi J (1986) Die Ehe im Alter in psycho-ökologischer Sicht. Familiendynamik 11: 294–306

Anschrift des Verfassers:
Dr. Dr. Rolf D. Hirsch
Abteilung für Gerontopsychiatrie
Rheinische Landesklinik Bonn
Kaiser-Karl-Ring 20
5300 Bonn 1

Partnerschaft bei chronischer Erkrankung und im Prozeß des Sterbens

A. Kruse

Institut für Gerontologie der Universität Heidelberg

Einführung

Die Frage, in welcher Weise sich chronische Erkrankungen sowie das Wissen um den herannahenden Tod auf die Partnerschaft im Alter auswirken und wie – umgekehrt – die biographische Entwicklung sowie die in der Gegenwart bestehenden Formen der Partnerschaft die Auseinandersetzung mit chronischer Erkrankung und dem herannahenden Tod beeinflussen, wird häufig nur beiläufig gestellt und zu beantworten versucht. Wie Partnerschaft im *Alltag* chronisch erkrankter und sterbender Patienten gestaltet wird, wo ihre Aufgaben, Entwicklungsmöglichkeiten und Grenzen liegen, wie die Partner (gemeint sind hier nicht nur Ehepartner, sondern auch Freunde, die eine intime Beziehung eingegangen sind) mit den Anforderungen des Alltags fertig zu werden und wie sie sich in dieser Grenzsituation gegenseitig zu stützen versuchen, ist bislang nur vereinzelt untersucht worden.

Ein Mangel in zahlreichen Arbeiten zur Auseinandersetzung älterer Menschen mit chronischer Erkrankung, Sterben und Tod besteht darin, daß die *Interaktion* zwischen dem Patienten und dem Angehörigen zu wenig beachtet wird. In der Regel gilt die Aufmerksamkeit *nur* dem Patienten oder *nur* seinem Angehörigen; beide werden unabhängig voneinander, nicht aber in der gegenseitigen Beeinflussung betrachtet.

In eigenen Untersuchungen zu chronischer Erkrankung, Sterben und Tod (11) erhielt der Autor Hinweise auf die Notwendigkeit einer dyadischen Perspektive. Stellt man sich im Rahmen der Untersuchung die Aufgabe, die Familie in ihrer Wohnung aufzusuchen, ausführliche Interviews zu führen, die Familie in der Gestaltung des Alltags zu beobachten und die Interviews mehrmals zu wiederholen – so daß auch Aussagen über Prozesse möglich sind –, so kann man sich auch dem Ziel, Partnerschaft im Alltag chronisch erkrankter und sterbender Patienten wenigstens ansatzweise zu erfassen und zu verstehen, eher annähern als bei jenen Untersuchungen, die lediglich einen Fragebogen vorlegen und den Patienten darum bitten, anzugeben, in welchem Ausprägungsgrad ausgewählte Lebensereignisse und Auseinandersetzungsformen für ihn Gültigkeit besitzen.

Bei dem Bemühen, die Partnerschaft chronisch erkrankter und sterbender Patienten sowie ihrer Angehörigen besser zu verstehen, sind unseres Erachtens fünf Anforderungen an psychologische Untersuchungen zu erfüllen:

(1) Das Augenmerk sollte weniger der Auseinandersetzung mit *einzelnen* Belastungen oder kritischen Lebensereignissen gelten, sondern vielmehr der Auseinandersetzung mit den Anforderungen im *Alltag*. Unsere Erkenntnisse über die verschiedenen Formen der Alltagsgestaltung im Alter und ihre Einflußfaktoren sind bislang gering (1, 29, 30, 39, 40). Im Erleben älterer Menschen stehen weniger einzelne, hervorgehobene Belastungen und kritische Lebensereignisse im Vordergrund, sondern sehr viel mehr die Belastungen, Einschränkungen und Grenzen im Alltag (38).

(2) Die Auseinandersetzung mit diesen Belastungen, Einschränkungen und Grenzen sollte von einer dyadischen Perspektive aus betrachtet werden: In welcher Weise beeinflussen sich die Partner gegenseitig in diesem Prozeß der Auseinandersetzung?

(3) Der Blick sollte nicht nur auf Belastungen gerichtet sein, sondern auch auf positiv getönte Aspekte der Situation. In der Psychologie besteht bisweilen die Tendenz, sich nur auf Belastungen zu konzentrieren; die Frage hingegen, ob einzelne Aspekte auch positiv erfahren werden (und welche dies sind), wird eher zurückgestellt. Dabei wird übersehen, daß sich gerade in dem Bemühen, positiv getönte Merkmale der Situation stärker zu beachten, kompetente und kreative Formen der Auseinandersetzung widerspiegeln können.

(4) Der Prozeß der Auseinandersetzung sowie die Entwicklung der Partnerschaft in den genannten Grenzsituationen sollten stärker gewichtet werden. Aus diesem Grunde ist ein Untersuchungsansatz zu empfehlen, in dem die Interviews mehrmals wiederholt werden. Es wird hier ausdrücklich von *Entwicklung* der Partnerschaft gesprochen. Bisweilen gewinnt man den Eindruck, daß in Untersuchungen zu chronischer Krankheit, vor allem zur Pflegebedürftigkeit, von einer Stagnation in der Partnerschaft ausgegangen wird. Die Frage nach Entwicklungsprozessen wird nur selten gestellt.

(5) Die Auswertung der Untersuchung sollte auch mit Hilfe von Kategorien erfolgen, welche die *Qualität der Partnerschaft* sowie die *Art der Interaktion* in ihren verschiedenen Aspekten zu beleuchten versuchen. Als Beispiele seien genannt: Grad an Offenheit, Vertrauen und Engagement, welches jeder Partner *bei sich selbst* und *bei dem anderen Partner* wahrnimmt; Grad und Inhalt der Konflikte in der Partnerschaft sowie die Formen der Auseinandersetzung mit diesen Konflikten.

Empirische Grundlagen der erarbeiteten Aussagen

Die nachfolgend erarbeiteten Aussagen zu Partnerschaft bei chronischer Erkrankung sowie im Prozeß des Sterbens bauen auch auf eigenen Arbeiten zu Kompetenz und Entwicklungspotentialen im Alter (14), zur Auseinandersetzung mit chronischer Erkrankung (13) sowie zur Auseinandersetzung mit Sterben und Tod (12) auf. Sie werden erweitert durch andere Beiträge zu den genannten Themengebieten (siehe zum Beispiel 3, 19, 23, 24, 37, 39 [zu Kompetenz und Entwicklungspotentialen]; 4, 31 [zur Auseinandersetzung mit chronischer Erkrankung und Pflegebedürftigkeit]; 10, 21, 33, 32 [zur Auseinandersetzung mit Sterben und Tod]).

Empirische Beiträge zu Kompetenz und Entwicklungspotentialen

In der Arbeit zur Kompetenz und zu den Entwicklungspotentialen wurden 480 Personen (67 bis 103 Jahre alt) untersucht. Gegenstand der Untersuchung bildete die Analyse der
(a) Ausübung von Tätigkeiten und Interessen im Alltag,
(b) Auseinandersetzung mit Aufgaben und Belastungen im Alltag,
(c) subjektiv erfahrenen Entwicklungsprozesse und Grenzen im Alter,
(d) inner- und außerfamiliären Beziehungen,
(e) Aufgaben und Belastungen in den Bereichen Familie, Gesundheit und Wohnen,
(f) Einflüsse der Schichtzugehörigkeit, des Einkommens, des Gesundheitszustandes und der Wohnqualität auf die einzelnen Kompetenzmerkmale.

Einige Ergebnisse zu den genannten Aspekten, die für das Verständnis der Partnerschaft bei chronischer Erkrankung und im Prozeß des Sterbens hilfreich sind, seien genannt.

Ausübung von Tätigkeiten und Interessen im Alltag

Bei den chronisch erkrankten, körperlich stark versehrten Untersuchungsteilnehmern, die verheiratet waren, stellte sich dem Ehepartner die Aufgabe, bei der Ausübung zahlreicher Tätigkeiten und Interessen Unterstützung zu leisten. Da die Interviews in der Regel einen Tag dauerten (meistens verteilt auf zwei aufeinanderfolgende Tage), war es auch möglich, die Interaktion zwischen den Ehepartnern bei der Ausübung einzelner Tätigkeiten zu beobachten, wie zum Beispiel beim Vorlesen von Briefen und von Textstellen aus einem Buch oder aus einer Zeitung (was während der Interviews häufig vorkam), beim Essen, beim Aufstehen, beim Gehen und Stufensteigen, bei der Benutzung der Toilette, aber auch bei der Beantwortung der Interviewfragen (wenn Aphasien vorlagen).

Bei der Beobachtung dieser Interaktionen ließen sich bereits große Unterschiede in der Qualität der Partnerschaft feststellen. Bei einem Teil der Ehepaare war ein hohes Maß an Übereinstimmung und Nähe schon in der Art und Weise erkennbar, wie die Unterstützung geleistet wurde. Äußerte der auf Unterstützung angewiesene Ehepartner den Wunsch oder die Absicht zur Ausübung einer bestimmten Tätigkeit, so nahm er auch Rücksicht auf die augenblickliche Situation des unterstützenden Ehepartners. Einzelne Tätigkeiten wurden unterlassen, da der unterstützende Ehepartner in seinen Handlungen oder in seiner Ruhe nicht gestört werden sollte. Ebenso achtete der Unterstützung leistende Ehepartner sehr genau auf die Wünsche und Absichten des auf Unterstützung angewiesenen Ehepartners und kam zur Hilfe, ohne daß ausdrücklich um Hilfe gebeten werden mußte. Beide waren auch im Alltag aufeinander bezogen und eingespielt. Vor allem fiel auf, daß beide bei der gemeinsamen Ausübung von Tätigkeiten Rücksicht auf den anderen nahmen, daß sie während des Interviews häufig Blickkontakt suchten, sich gegenseitig ausreden ließen und sich gegenseitig verstärkten. Bei einem anderen Teil der Ehepaare dagegen waren die Formen der Interaktion und Unterstützung völlig anders. Der auf Unterstützung angewiesene Ehepartner forderte bei zahlreichen Tätigkeiten Hilfe, ohne Rücksicht darauf zu nehmen, ob der Unterstützung leistende Ehepartner im Augenblick Zeit hatte. Der Unterstützung leistende Ehepartner äußerte während der Hilfeleistungen oft den Unmut über die Notwendigkeit dieser Hilfeleistungen. Beide fielen sich während der Interviews häufig ins Wort, betonten die Gegensätzlichkeit ihrer Meinung und Anschauung und gaben zu verstehen, daß die Art der gemeinsamen Alltagsgestaltung Unzufriedenheit bei ihnen erzeuge. Richtete der eine Ehepartner eine Frage an den anderen, so blieb diese entweder unbeantwortet (manchmal wurde sie auch gar nicht wahrgenommen), oder die Antwort fiel kurz und grob aus.

Wir haben hier nur zwei Versionen der Interaktion und Unterstützung vorgestellt; in unserer Untersuchung wurden zahlreiche Varianten gefunden. Jedoch können die beiden beschriebenen Formen der Veranschaulichung einer ersten Folgerung aus den Untersuchungsergebnissen dienen:

1. Folgerung: Partnerschaft bei chronischer Erkrankung und im Prozeß des Sterbens heißt auch Unterstützung bei vielen Tätigkeiten des Alltags.

Weiterhin wurde bei einer Einstufung der Kompetenzgrade in den verschiedenen Tätigkeits- und Funktionsbereichen deutlich, daß einige der interviewten Untersuchungsteilnehmer ohne die Unterstützung des Ehepartners die Selbständigkeit im Alltag nicht mehr aufrechterhalten könnten und in eine stationäre Einrichtung ziehen müßten.

2. Folgerung: Zumindest bei einem Teil der Familien ermöglicht erst die Partnerschaft die Aufrechterhaltung der Selbständigkeit und des unabhängigen Haushaltes.

Auseinandersetzung mit Aufgaben und Belastungen im Alltag

Bei unserer Analyse der Auseinandersetzung mit Aufgaben und Belastungen im familiären Bereich wurde die hohe Identifikation mit der Lebenssituation der Angehörigen (vor allem des Ehepartners und der Kinder) sowie das hohe familiäre Engagement als *eine* häufig auftretende Form der Auseinandersetzung herausgearbeitet. Diese Form trat gleichzeitig mit zahlreichen anderen Auseinandersetzungsformen (wie zum Beispiel Neubewertung der Situation, Suche nach Hilfe, Aufgreifen sich bietender Chancen, Niedergeschlagenheit usw.) auf; jedoch nahm sie in unserer Stichprobe eine hervorgehobene Stellung ein.

Partnerschaft heißt auch „aufeinander bezogen sein". Dieses Aufeinanderbezogen-sein war auch in den Interviews mit Ehepaaren anzutreffen. In vielen Interviews wurden Konflikte, Belastungen und Enttäuschungen in der Ehe berichtet, zum Teil auch Überforderungen durch die Ansprüche des Ehepartners (vor allem, wenn dieser an schweren chronischen Erkrankungen, physischen und kognitiven Einschränkungen litt). Doch beschäftigten sich auch jene Untersuchungsteilnehmer, die von starken Konflikten, Belastungen und Enttäuschungen berichteten, mit der Lebenssituation des Ehepartners, die ihnen keinesfalls gleichgültig war, sondern für die sie Mitverantwortung empfanden. Vor allem in jenen Familien, in denen ein chronisch erkrankter Ehepartner lebte, war die Identifikation mit dessen Lebenssituation stark ausgeprägt. Auch wenn die Partnerschaft in der Gegenwart sehr belastet war, so stellte die *gemeinsame Geschichte* ein wichtiges Merkmal der Partnerschaft im Alter dar, welches Gefühle der Zugehörigkeit zu verstärken vermochte.

Allerdings kann chronische Erkrankung – vor allem, wenn sie mit einer Veränderung der Persönlichkeit sowie mit starken kognitiven Einschränkungen verbunden ist – Gefühle der Zugehörigkeit und des Vertrautseins auch zerstören. Einige der Untersuchungsteilnehmer, deren Ehepartner an einer Demenz erkrankt waren, berichteten über die Erfahrung, es nun mit einem „ganz anderen Menschen" zu tun und aufgrund dessen Erkrankung die gemeinsame Geschichte verloren zu haben. Auch in anderen Untersuchungen (siehe zum Beispiel 6, 7) wurden von Ehepartnern dementiell erkrankter Patienten derartige Erfahrungen geschildert. Die Identifikation mit dem erkrankten Ehepartner bleibt zwar erhalten, jedoch nehmen nicht selten Gefühle der Entfremdung zu.

3. Folgerung: Ein bedeutendes Element der Partnerschaft im Alter bildet auch die gemeinsame Geschichte. Wird diese in Frage gestellt – was zum Beispiel bei starken Veränderungen der Persönlichkeit der Fall sein kann –, so besteht die Gefahr der Entfremdung.

Subjektiv erfahrene Entwicklungsprozesse und Grenzen im Alter

In der gegenwärtigen gerontologischen Forschung stellt die Analyse der Entwicklungspotentiale im höheren Lebensalter ein wichtiges psychologisches Forschungsgebiet dar (3, 15, 25, 27, siehe auch die Beiträge in der Zeitschrift für Gerontologie 23, 1990). Die in theoretischen Arbeiten aufgestellte Annahme der Entwicklungsfähigkeit im Alter und der Ausbildung spezifischer Potentiale in diesem Lebensabschnitt wurde mittlerweile in empirischen Arbeiten gestützt.

Auch in unserer eigenen Untersuchung sind wir der Frage nach Potentialen im Alter nachgegangen; um eine empirische Grundlage für weiterführende Arbeiten zu schaffen, wurde zunächst nur die Frage nach den *subjektiv* erfahrenen Potentialen gestellt. Neben den Potentialen wurden auch die subjektiv erfahrenen Belastungen und Grenzen untersucht. Von den fünfzehn subjektiv erfahrenen Potentialen, die wir in dieser Untersuchung gefunden haben, berühren drei die Partnerschaft im Alter:

(1) „Vertiefung des Erlebens": Von einigen Untersuchungsteilnehmern wurde berichtet, daß sie die Vertiefung des Erlebens auch in der Partnerschaft wahrnehmen; jene Untersuchungsteilnehmer, die im Alter wieder geheiratet haben (insgesamt 14 Personen), berichteten von einem tieferen Erleben bei der zweiten Eheschließung (unter anderem sei diese Vertiefung durch das Freisein von zahlreichen äußeren Verpflichtungen bedingt gewesen).

(2) „Erfahrungen größerer Individualität in den Lebensformen" (auch in der Partnerschaft): Im Alter werde eine größere Freiheit erfahren, eigene Bedürfnisse und Vorstellungen könnten besser verwirklicht werden, man fühle sich nicht mehr wie früher an äußere Verpflichtungen und Normen gebunden. Auch in der Partnerschaft könne man mehr Toleranz üben.

(3) „Zurückstellen eigener Bedürfnisse zugunsten anderer": Im Alter gelinge es eher, die eigenen Bedürfnisse zugunsten anderer zurückzustellen; man finde mehr Gelegenheiten, die Wünsche und Erwartungen anderer Menschen zu erfüllen. Auch in der Partnerschaft, so wird betont, könne man eher die eigenen Wünsche zugunsten des Ehepartners zurückstellen.

Auch in den subjektiv erfahrenen Grenzen finden sich Hinweise auf die Partnerschaft:
(1) „Wachsende Beschäftigung mit Krankheiten des Ehepartners sowie mit der begrenzten Zeit der Partnerschaft": Die (zum Teil lebensbedrohlichen) Krankheiten des Ehepartners sowie das Bewußtwerden der begrenzten Zeit der Partnerschaft werden von vielen als sehr belastend wahrgenommen.
(2) „Unterstützung oder Pflege des Ehepartners; verbunden mit Erfahrungen der Veränderung in der Partnerschaft": Durch die Krankheit des Ehepartners verändert sich die Beziehung. Leidet der Ehepartner an starken körperlichen Einschränkungen sowie an chronischen Schmerzzuständen und antwortet er mit Niedergeschlagenheit und Resignation auf die Krankheit, so werden dadurch besondere Anforderungen an die Partnerschaft gestellt. Der Ehepartner, der früher eine Stütze bei Entscheidungen und Handlungen bedeutete und mit dem man gemeinsam planen konnte, ist nun möglicherweise passiv und benötigt ein hohes Maß an emotionaler Unterstützung. Der unterstützende Ehepartner muß damit fertig werden, daß er zahlreiche Initiativen übernehmen und Gereiztheit, Resignation und Trauer des chronisch erkrankten Partners verarbeiten muß.
(3) „Antizipierter Verlust oder eingetretener Verlust des Ehepartners": Dieser Verlust wird – wenn die Partnerschaft als erfüllt und bereichernd erlebt wurde – als ein (antizipierter) Einschnitt erfahren, der das eigene Leben grundlegend verändert. Viele Untersuchungsteilnehmer, die bereits seit Jahren ihren Ehepartner verloren haben, berichteten, daß sie auch nach einem langen Zeitraum nicht in der Lage seien, diesen Verlust wirklich zu verarbeiten. Er vermittele nicht selten das Gefühl der Endgültigkeit der eigenen Situation.

4. Folgerung: Potentiale und Grenzen im Alter sind in vielfältiger Weise mit der Partnerschaft oder dem Verlust des Partners verbunden.

Innerfamiliäre und außerfamiliäre Beziehungen

In zahlreichen gerontologischen Untersuchungen wird die Annahme einer einseitigen Familienorientierung älterer Menschen kritisch bewertet (siehe zusammenfassend 2, 18, 35). Schon in frühen Schriften wurde die Gestaltung innerfamiliärer Beziehungen im Alter mit Begriffen wie „innere Nähe bei äußerer Distanz" oder „Intimität, aber auf Abstand" beschrieben (28). Damit wird zum Ausdruck gebracht, daß ältere Menschen den Beziehungen zu Angehörigen zwar großes Gewicht beimessen und hohes Engagement in diesen Beziehungen zeigen, daß sie aber dadurch nicht in ihrer Autonomie eingeschränkt werden wollen. Die Aufrechterhaltung oder Wiedergewinnung der „späten Freiheit" im Alter, ein Kerngedanke der gleichnamigen Schrift von Rosenmayr (26), betrifft auch die Beziehungen zur Familie: Ein bedeutendes Merkmal für die Qualität der innerfamiliären Beziehungen ist das Ausmaß, in dem man diese Beziehungen eigenen Vorstellungen und Erwartungen folgend gestalten kann. Der unabhängige Haushalt im Alter – oftmals als Symptom der Einsamkeit im Alter gedeutet – entspricht in den meisten Fällen dem Wunsch älterer Menschen nach einem selbständigen und selbstbestimmten Leben (34). In den außerfamiliären Beziehungen kann sich der Wunsch nach selbstbestimmter Gestaltung der Verbindungen in besonderem Maße erfüllen. In mehreren gerontologischen Veröffentlichungen wird die besondere Bedeutung außerfamiliärer Beziehungen für die Zufriedenheit mit der Lebenssituation im Alter hervorgehoben; als Grund für diesen Zusammenhang wird das Freisein von zu starken Bindungen und Verpflichtungen in den Beziehungen zu Freunden, Bekannten sowie zum Verein angeführt (siehe zum Beispiel 16).

Auch in unserer eigenen Studie stellte die subjektive Bewertung inner- und außerfamiliärer Beziehungen einen wichtigen Untersuchungsgegenstand dar. Die berichteten Ergebnisse der genannten gerontologischen Arbeiten konnten dahingehend bestätigt werden, daß viele Untersuchungsteilnehmer in den Beziehungen mit ihren Kindern Wert auf regelmäßigen, jedoch nicht zu engen Kontakt legten, daß sie die Unabhängigkeit ihres Haushaltes schätzten und angaben, bei Hilfs- oder Pflegebedürftigkeit nicht von den Kindern gepflegt werden zu wollen. Auch waren die außerfamiliären Beziehungen für die Vorhersage vieler Kompetenzmerkmale bedeutsamer als die innerfamiliären, allerdings mit einer Ausnahme: Die Art und Weise, wie die Partnerschaft gestaltet und wahrgenommen wurde, nahm bei der Vorhersage der Kompetenzmerkmale die wichtigste Stellung ein. Dies zeigt die Bedeutung, die der Partnerschaft im Erleben älterer Menschen zukommt. Den Aussagen der Untersuchungsteilnehmer zufolge werden auch im Alter viele Anliegen ausschließlich mit dem Ehepartner besprochen, hingegen nicht mit den Kindern oder mit Freunden und Bekannten. Sorgen, die mit der eigenen Gesundheit, mit der begrenzten Lebenszeit sowie mit dem (drohenden) Verlust von nahestehenden Menschen verbunden sind, werden Kindern und Freunden seltener mitgeteilt als dem Ehepartner. Die *gemeinsame Geschichte*, das heißt auch die gemeinsame Bewältigung von Anforderungen, Aufgaben und Belastungen im Leben, setzt sich (in den meisten Fällen) im höheren Lebensalter fort: Belastungen werden gegenseitig berichtet mit der Erwartung, daß sie zumindest teilweise gemeinsam getragen werden.

Dieser Aspekt gewinnt besondere Bedeutung, wenn ein Ehepartner chronisch erkrankt ist oder im Sterben liegt. Es ist ja bekannt, daß viele schwer erkrankte ältere Menschen von ihrem Ehepartner unterstützt werden; Kinder übernehmen die Unterstützung in der Regel erst dann, wenn sie vom Ehepartner nicht mehr geleistet werden kann oder wenn der Ehepartner verstorben ist. Die körperliche Pflege sowie die Unterstützung in der Ausübung einzelner Tätigkeiten stellen nicht die einzigen Aufgaben des Ehepartners dar; die psychische Begleitung des chronisch erkrankten oder sterbenden Angehörigen bildet eine weitere – im subjektiven Erleben nicht selten noch bedeutendere – Aufgabe. Folgen wir den Aussagen der Untersuchungsteilnehmer in unserer Studie, so werden in der Beziehung zwischen dem chronisch erkrankten oder sterbenden Angehörigen und seinem Ehepartner Themen besprochen, von den die Kinder häufig nur wenig Kenntnisse haben und mit denen man die Kinder auch nicht belasten möchte.

5. Folgerung: Nicht nur die innerfamiliären, sondern auch die außerfamiliären Beziehungen besitzen im Erleben älterer Menschen große Bedeutung. Die Partnerschaft stellt in vielen Familien die bedeutsamste Beziehung dar. Vor allem bei chronischer Erkrankung oder beim Prozeß des Sterbens werden Themen innerhalb der Partnerschaft angesprochen, von denen andere Angehörige oder Freunde nichts oder nur wenig erfahren.

Aufgaben und Belastungen im Bereich der Familie

Mit welchen Aufgaben und Belastungen ist der Bereich „Familie" im Erleben älterer Menschen verbunden? Der Beantwortung dieser Frage wurde in unserer Untersuchung breiter Raum geschenkt, da eine Phänomenologie der Familie und der familiären Beziehungen älterer Menschen bislang nur selten versucht worden ist. Wie in der Phänomenologie der Gesundheit und der Wohnung, so ließen sich auch hier zahlreiche Aufgaben und Belastungen finden, die mit Familie verbunden werden (zur ausführlichen Darstellung des Auswertungsmodus siehe 14). Aufgaben und Belastungen, die sich auf die Partnerschaft beziehen, werden im folgenden aufgeführt. (In Klammern ist angegeben, von wievielen Personen – aus einer Stichprobe von 390 Untersuchungsteilnehmern – diese Aufgaben und Belastungen genannt wurden; weiterhin wird der durchschnittliche Belastungsgrad berichtet. Die subjektiv erfahrene Belastung wurde auf einer dreistufigen Skala mit den Skalenpunkten 1: = keine oder nur sehr geringe Belastung; 2: erkennbare Belastung; 3: hohe Belastung eingeordnet.)

(1) Unterstützung eines Angehörigen (oder mehrerer Angehöriger) in der Ausübung von einzelnen Tätigkeiten; diese Unterstützung ist im Erleben der Person mit hohen Anforderungen verbunden.
(n = 143; Mtw = 1,57)

(2) Angewiesensein eines chronisch erkrankten oder behinderten Angehörigen auf umfangreiche Hilfe oder Pflege, die weitgehend oder ausschließlich vom Partner erbracht werden muß.
(n = 44; Mtw = 2,89)

(3) Beschäftigung mit der Tatsache, daß die Dauer der Ehe begrenzt ist und einer der Ehepartner für einen unbestimmten Zeitraum alleine bleiben wird; mit diesem Thema ist häufig eine Beschäftigung mit der eigenen Lebenssituation nach dem Tod des Ehepartners verbunden.
(n = 37; Mtw = 2,13)

(4) Auseinandersetzungen oder Konflikte in der Ehe aufgrund des (vermehrten) Bewußtwerdens sehr verschiedenartiger Lebensformen und Einstellungen bzw. aufgrund unterschiedlicher Erwartungen an die Gestaltung der Partnerschaft im Alter.
(n = 25; Mtw = 2,34)

(5) Erfahren eines zunehmenden inneren Abstandes vom Ehepartner.
(n = 15; Mtw = 1,95)

Innerhalb dieser Aufgaben und Belastungen nimmt die Unterstützung eines Angehörigen (meist des Ehepartners) die bedeutsamste Stellung ein (n = 143); der durchschnittliche Grad an erfahrener Belastung liegt im mittleren Bereich (Mtw = 1,57). Die Unterstützung eines Angehörigen, der in der Ausübung einzelner Funktionen eingeschränkt ist, wird von den Untersuchungsteilnehmern (vor allem von den hochbetagten) als Merkmal ihres Alltags angesehen, auf das sie sich eingestellt haben und mit dem auch aus diesem Grunde ein im Durchschnitt geringerer Belastungsgrad verbunden ist.

Bei einer umfangreichen Hilfe oder Pflege des Angehörigen (in unserer Stichprobe ausschließlich der Ehepartner) nimmt der Grad subjektiv erfahrener Belastung deutlich zu; er liegt nun in einem sehr hohen Bereich (Mtw = 2,89). Es ist allerdings zu berücksichtigen, daß dieses Thema nur von 44 der 390 Untersuchungsteilnehmer berichtet wurde, was jedoch seine Bedeutung im Einzelfall nicht mindert. Neben den körperlichen Anstrengungen sind es auch die psychischen Belastungen (Trauer und Klagen des Partners, Veränderung der Beziehung aufgrund der gesundheitlichen Einschränkungen des Partners, Notwendigkeit ständiger Anwesenheit, Notwendigkeit psychischer Unterstützung des Partners) sowie die zurückgehenden Kontakte mit anderen Angehörigen, Freunden und Bekannten, die zu den hohen Anforderungen mit beitragen.

Aus den aufgeführten Themen geht hervor, daß nicht nur die Unterstützung eines erkrankten Ehepartners als Belastung empfunden wird, sondern auch Auseinandersetzungen, Konflikte und Entfremdungserlebnisse in der Ehe. Diese werden zwar in unserer Stichprobe nur selten berichtet, jedoch sind sie – genauso wie die Antizipation des Todes eines Ehepartners – mit einem höheren Grad an subjektiv erfahrener Belastung verbunden.

Das Bewußtwerden der unterschiedlichen Lebensformen und Erwartungen an die Ehe weist indirekt auf die *Ehe als eine lebenslange Aufgabe* hin. Diese Aufgabe kann auf dem Hintergrund unserer Ergebnisse als bleibende Toleranz gegenüber abweichenden Vorstellungen, Erwartungen und Lebensformen sowie als gegenseitige Rücksichtnahme beschrieben werden.

6. Folgerung: Auch im Alter sind mit der Partnerschaft zahlreiche Aufgaben, zum Teil auch Belastungen, verbunden. Partnerschaft stellt eine lebenslange Aufgabe dar.

Die objektive Lebenssituation

Kommen wir schließlich auf den letztgenannten Untersuchungsgegenstand, den Einfluß der objektiven Lebenssituation auf die Kompetenz im Alter, zu sprechen. In unserer Untersuchung wurde an vielen Stellen der Einfluß des sozialen Status, des Einkommens, der Wohnqualität sowie des Gesundheitszustandes auf die verschiedenen Merkmale der Kompetenz deutlich, so daß wir auch fordern, Kompetenz als ein transaktionales Konstrukt zu begreifen, welches die Beziehungen zwischen Person und Umwelt (oder zwischen Person und Situation) beschreibt. Der Einfluß der objektiven Lebenssituation auf die Formen der Alltagsgestaltung sowie auf die Formen der Auseinandersetzung mit Aufgaben und Belastungen läßt sich wie folgt charakterisieren: Eine objektiv schlechte Lebenssituation (niedriger sozialer Status, geringe Einkommenshöhe, unzureichende Wohnqualität, schlechter Gesundheitszustand) ist im Durchschnitt mit einem geringeren Spektrum an Tätigkeiten im Alltag sowie mit einer geringeren Vielfalt an *aktiven* Formen der Auseinandersetzung mit Aufgaben und Belastungen im Alltag verbunden. Die Kompetenz definiert als die Fähigkeit zur Aufrechterhaltung eines selbständigen, selbstbestimmten, aufgabenbezogenen und sinnerfüllten Lebens – ist bei einer unzureichenden objektiven Lebenssituation im Durchschnitt geringer.

Vor allem in jenen Fällen, in denen ein chronisch erkrankter oder sterbender Angehöriger auf Unterstützung angewiesen ist, wirkt sich eine unzureichende objektive Lebenssituation erschwerend auf die zu leistende Unterstützung und belastend auf die Partnerschaft aus. Bei einem niedrigeren sozialen Status sind die Kenntnisse über mögliche institutionelle Hilfen geringer; bei geringen finanziellen Ressourcen fehlen Möglichkeiten zur Inanspruchnahme selbstfinanzierter Hilfen; bei unzureichender Wohnqualität (Räume mit geringer Bewegungsfläche, ungenügende sanitäre Bedingungen, unzureichende Ausstattung und Einrichtung, Fehlen von prothetischen Hilfen) sind sowohl die Unterstützung bei der Ausübung von Tätigkeiten und bei der Ausführung von Funktionen als auch die Pflege erschwerten; bei einem schlechten Allgemeinzustand des betreuenden Ehepartners kann die Unterstützung nur in begrenztem Umfang geleistet werden. Weiterhin sind in den unteren sozialen Schichten die sozialen Netzwerke kleiner; insbesondere bei chronischer Erkrankung oder im Prozeß des Sterbens ist die Gefahr der sozialen Isolation größer. Durch die geringeren Kontaktmöglichkeiten nimmt die Belastung in der Partnerschaft zu.

Der Einfluß der objektiven Lebenssituation auf die Unterstützung eines chronisch erkrankten oder sterbenden Ehepartners sowic auf den Grad subjektiv erfahrener Belastung war in unserer Untersuchung in der Hinsicht erkennbar, als gerade die betreuenden Ehepartner aus den unteren sozialen Schichten über sehr hohe subjektiv erfahrene Belastungen sowie über große Schwierigkeiten bei der Unterstützung des erkrankten Angehörigen berichteten.

7. Folgerung: Die Gestaltung der Partnerschaft wird vor allem bei chronischen Erkrankungen oder im Prozeß des Sterbens von den objektiven Lebensbedingungen beeinflußt. Die Qualität der Partnerschaft muß aus diesem Grunde auch im Kontext der objektiven Lebenssituation betrachtet werden.

Empirische Beiträge zur Auseinandersetzung mit chronischer Erkrankung

In diesen Untersuchungen gingen wir der Frage nach, welche psychischen Belastungen bei Angehörigen und Patienten mit chronischer Erkrankung verbunden sind, welche positiv erfahrenen Aspekte berichtet werden und in welcher Weise sich Patienten und Angehörige in der Auseinandersetzung mit den Krankheitsfolgen gegenseitig beeinflussen (zur Auswertungsmethode der Interviews und Testverfahren siehe 13). Bei den im folgenden angeführten Belastungen und positiven Aspekten der Situation werden nur jene angeführt, in denen die Ehe ein zentrales Merkmal bildet.

Erfahrene Belastungen

Wie eine thematische Analyse der Interviews – sie wurden von mehreren Psychologen unabhängig voneinander durchgeführt – ergab, stehen bei den Patienten (n = 60) und ihren Angehörigen (n = 60) folgende Belastungen im Vordergrund:

Patienten

- Abnehmende Möglichkeiten gemeinsamer Unternehmungen mit dem Ehepartner aufgrund gesundheitlicher Einschränkungen;
- Unsicherheit und Schamgefühle gegenüber dem Ehepartner aufgrund körperlicher Einschränkungen (vor allem bei Inkontinenz) und intellektueller Defizite

(bei Erkrankungen, die auch zur Beeinträchtigung des kognitiven Leistungsvermögens geführt haben);
- Sorge, den Ehepartner psychisch zu stark zu belasten;
- Sorge, daß der Ehepartner nur noch begrenzte Zeit die Unterstützung leisten kann (aufgrund eigener gesundheitlicher Einschränkungen oder starker psychischer Belastung);
- Zunahme an Konflikten, die schon früher bestanden haben, die jedoch unter der angespannten Situation noch stärker an Gewicht gewinnen;
- Auftreten neuer Konflikte; diese Konflikte werden vor allem auf die psychisch angespannte Situation zurückgeführt;
- Sorge, daß der Ehepartner die psychische Situation bei chronischer Erkrankung nicht versteht und die Stimmungsschwankungen nicht richtig einzuschätzen vermag;
- zunehmende Hemmungen, den Ehepartner um Erfüllung von Wünschen zu bitten, da dieser nicht überfordert werden soll.

Aus diesen Belastungen lassen sich zwei für unser Thema wichtige Folgerungen ziehen:

1. Konflikte in der Partnerschaft, die schon in früheren Lebensabschnitten bestanden haben, jedoch nicht offen zum Ausdruck gebracht worden sind, lassen sich unter chronischen Belastungen nicht mehr verbergen. Sie treten nun deutlich erkennbar auf und wirken sich belastend auf die Partnerschaftsbeziehung aus. Auf dem Hintergrund der Arbeiten zu Entwicklungsaufgaben im Lebenslauf (siehe zusammenfassend 17, 22, 43) läßt sich die Aussage treffen, daß ungelöste Aufgaben und Konflikte in der Geschichte der Ehe die Bewältigung der Anforderungen, die im Alter an die Ehe gerichtet werden, erschwert. Patienten (wie auch Angehörige) betonten selbst den negativen Einfluß ungelöster Konflikte auf die Auseinandersetzung mit den Krankheitsfolgen sowie auf den Versuch, trotz der Belastungen zu einem tragfähigen Fundament in der Ehe zu gelangen.

2. Chronische Erkrankungen, die mit starken körperlichen Einschränkungen und mit chronischen Schmerzen verbunden sind, führen zu neuen Belastungen, möglicherweise sogar zu neuen Konflikten in der Ehe. Aufgrund geringerer Kompetenz des Patienten, seiner vermehrten Abhängigkeit von der Unterstützung des Ehepartners, zahlreicher Aufgaben, die vom Ehepartner übernommen werden müssen, sowie abnehmender Möglichkeiten gemeinsamer Unternehmungen verändern sich die Gestaltung des Alltags sowie das „Geben und Nehmen" in der Ehe. Verarbeitung und Bewältigung dieser Anforderungen setzen eine hohe Qualität der Ehe, das Potential zu psychischer Entwicklung sowie die Fähigkeit zur Annahme von Belastungen und Einschränkungen voraus. Dies ist sicherlich leichter gesagt denn getan. Doch eine geringe Qualität der Ehe (fehlende Zuneigung, mangelndes Vertrauen, geringe Konfliktfähigkeit, mangelnde Offenheit), mangelnde Veränderungsbereitschaft und die Tendenz zur Aggressivität oder Resignation bei Belastungen und Einschränkungen erschweren die Auseinandersetzung mit den Krankheitsfolgen beträchtlich.

Angehörige

Wie sehr eine chronische Erkrankung die Situation des unterstützenden Ehepartners beeinflußt, geht aus den von Angehörigen berichteten Belastungen hervor:
- Eingeschränkte Kompetenz des Patienten, die die Möglichkeiten gemeinsamer Unternehmungen deutlich verringern;
- eingeschränkte Kompetenz des Patienten, die die früher bestehende Verteilung von Aufgaben innerhalb der Ehe verändern und die den Ehepartner zur Übernahme neuer Aufgaben zwingen;
- eingeschränkte Kompetenz und ständige Klagen des Patienten, welche die Beziehung zu diesem verändern; der Patient wird nun in zunehmenden Maße als „abhängig" erlebt;
- intellektuelle und psychische Veränderungen des Patienten, die kaum nachvollzogen und angenommen werden können und die sich negativ auf die Beziehung sowie auf die Kommunikation auswirken;
- (bei starken intellektuellen und psychischen Veränderungen des Patienten) zunehmende Gefühle der Einsamkeit;
- bei einzelnen Einschränkungen (vor allem bei Inkontinenz) Gefühle des Ekels;
- in einzelnen Situationen Gefühle der Aggression; diese werden zum einen durch die erfahrene Überforderung, zum anderen durch Schwäche und Hilflosigkeit des Patienten hervorgerufen;
- mit Ekelgefühlen und Aggressionen verbundene Schuldgefühle;
- Veränderungen im Verhalten des Patienten, die auf die eigene Person bezogen werden (impulsives Verhalten, mangelnde Dankbarkeit);
- Zunahme an Konflikten, die bereits in früheren Lebensabschnitten bestanden haben, deren Intensität jedoch unter den psychischen Anspannungen erheblich zugenommen hat;
- Zunahme an Konflikten, die vor allem durch die angespannte psychische Situation verursacht sind;
- Gefühle der Entfremdung gegenüber dem Patienten; diese werden sowohl auf die physische und psychische Überforderung als auch auf intellektuelle Defizite des Patienten sowie auf Veränderungen seines Verhaltens und seiner Persönlichkeit zurückgeführt.

In Beiträgen zur Unterstützung chronisch erkrankter Patienten durch ihre Familienangehörigen wird häufig nur auf die sehr hohen physischen und psychischen Anforderungen hingewiesen, die mit der Unterstützung verbunden sind, jedoch ohne daß eine genaue Differenzierung der psychischen Belastungen vorgenommen wird. In den Interviews wurden wenigstens einige Merkmale der Beziehung zwischen dem Patienten und dem Ehepartner (aus der Sicht des Ehepartners) thematisiert, die in besonderem Maße als belastend erfahren werden. Es sind nicht nur Auseinandersetzungen und Konflikte, sondern vor allem Gefühle der Entfremdung, der Aggression, des Ekels sowie Veränderungen in der Kompetenz, der Persönlichkeit und im Verhalten des Patienten, die mit hohen psychischen Belastungen verbunden sind. Einige Angehörige hoben im Interview hervor, daß durch die Veränderungen des Patienten auch die „Geschichte" der Ehe in Frage gestellt werde; man könne sich manchmal nicht mehr vorstellen, mit dem Ehepartner früher viele Unternehmungen gemeinsam geplant und verwirklicht zu haben, zu groß seien die eingetretenen Veränderungen.

Positiv erfahrene Aspekte der Situation

In seiner Schrift „Der Gestaltkreis" (1. Auflage 1940; 5. Auflage 1986) beschreibt Viktor von Weizsäcker schwere Krankheiten als „Krise des Subjekts", die den Patienten in seiner Identität bedroht und ihn vor die Aufgabe stellt, zu einer neuen Identität (oder wie es v. Weizsäcker ausdrückt: zu einer „neuen Einheit") zu finden. Krankheit wird in dieser Schrift nicht einseitig als „Zerstörung" betrachtet; der Autor hebt auch deren Aufgabencharakter hervor.

Betrachten wir diesen Aspekt aus der Perspektive der „Grenzsituationen". Wie Jaspers in vielen Schriften (siehe vor allem 9) herausarbeitet, steht der Mensch in Grenzen, die sich nicht „aufheben" oder „sprengen" lassen. Als *eine* dieser Grenzsituationen beschreibt er chronische Erkrankung, Sterben und Tod. Wir können diese Grenzen nicht aufheben oder sprengen, wir können jedoch Antworten darauf geben. Diese Antworten sind – aufgrund der Individualität unserer Existenz – vielfältig. Die Bewußtwerdung und Auseinandersetzung mit Grenzen des Lebens wird von Jaspers als eine von jedem Menschen zu leistende und seine Existenz „erhellende" Aufgabe angesehen: „Das Erfahren von Grenzen und Existieren sind dasselbe", schreibt Jaspers in seiner „Philosophie".

Diese Aussagen wurden der Analyse positiv erfahrener Aspekte der Situation mit dem Ziel vorangestellt, das Verständnis dieser positiven Aspekte zu fördern. Aus psychologischer Sicht bedeutet „Krise" nicht notwendig etwas Negatives. Sie beschreibt – ohne zu bewerten – einen Prozeß der Auseinandersetzung mit neuen, existentiellen Anforderungen. Die Art und Weise, wie sich die Person mit der Krise auseinandersetzt, entscheidet mit über deren Ausgang. Es wird nicht übersehen, daß einzelne Krisen die psychischen Ressourcen der Person überfordern und zu Niedergeschlagenheit und Resignation führen können. Genausowenig aber wird die Möglichkeit weiterer Entwicklung in Krisen bestritten. Individuelle Ressourcen sowie die objektiv gegebene und subjektiv erfahrene Situation beeinflussen die Art und Weise, wie eine spezifische Krise wahrgenommen und zu verarbeiten versucht wird. Weiterhin betont die Psychologie den *Prozeßcharakter* der Auseinandersetzung mit Krisen. Meistens gelingt die Auseinandersetzung mit einer Krise erst nach einem längeren Zeitraum; vom Beginn einer Krise darf nicht unmittelbar auf das *Resultat* der Auseinandersetzung geschlossen werden. Aus anthropologischer Sicht stellen Krisen ein Merkmal der menschlichen Existenz dar; jede Person sieht sich im Laufe ihres Lebens mit Krisen konfrontiert. Es darf aber nicht nur auf das Faktum der Krise geblickt werden, sondern auch auf die Möglichkeit zur Antwort auf die Krise.

Schwere chronische Erkrankungen führen in den meisten Fällen auch zu „Krisen" der Partnerschaft; die Identität beider Ehepartner sowie die Deutung der Partnerschaft werden durch die Krankheit und ihre Folgen berührt. Beide Ehepartner müssen zu einer Antwort auf diese Krise finden, beide stehen vor der Aufgabe, sich mit den Möglichkeiten und Grenzen ihres Handelns und der Partnerschaft auseinanderzusetzen und zu einer neuen tragfähigen Perspektive zu finden. Aus den bereits angeführten Belastungen geht die Krise, in der Patient und Angehöriger stehen, hervor. Allerdings sagen sie noch nichts darüber aus, wie die Partner versuchen, die Krise zu verarbeiten und in welchem Maße ihnen dies gelingt.

Die genannten positiven Aspekte der Situation (sowie die im nachfolgenden Abschnitt beleuchteten Formen der Auseinandersetzung mit den Belastungen) geben uns hingegen Hinweise auf den Prozeß und das Resultat der Auseinandersetzung.

Welche positiv genannten Aspekte wurden berichtet? Blicken wir zunächst auf die Gruppe der Patienten.

Patienten

- Erfahrung des Angenommen-Seins vom Ehepartner trotz der gesundheitlichen Einschränkungen;
- Erfahrung neuer Gemeinsamkeiten in der Ehe (es werden zum Teil neue Tätigkeiten gesucht, die sich gemeinsam verwirklichen lassen);
- Erfahrung der Unterstützung durch den Ehepartner, die dankbar angenommen wird;
- Erfahrung emotionaler Nähe trotz einzelner Konflikte und trotz der angespannten Situation;
- Fähigkeit, Auseinandersetzungen und Konflikte lösen zu können;
- Erfahrung, dem Ehepartner trotz schwerer Krankheit etwas geben zu können;
- emotionale Unterstützung und Bekräftigung durch den Ehepartner bei der Entwicklung neuer Pläne sowie bei der Ausübung einzelner Tätigkeiten;
- Gespräche und gemeinsame Unternehmungen mit dem Ehepartner, die als besonders fruchtbar erfahren werden;
- gemeinsam mit dem Ehepartner getroffene Vorsätze, sich in der eingetretenen Situation zu unterstützen.

Angehörige

- Neue Anforderungen, die mit der Unterstützung des Ehepartners verbunden sind, werden auch als Möglichkeit zur Vertiefung der Partnerschaft empfunden;
- Erfahrung, bei der Unterstützung des Ehepartners sinnvolle und wertvolle Hilfe zu leisten;
- Erfahrung, daß sich die Partnerschaft auch in einer angespannten Situation bewährt;
- Gespräche und gemeinsame Unternehmungen mit dem Ehepartner;
- Erfahrung, dem Ehepartner durch das eigene Verhalten Mut zu machen und ihn emotional zu unterstützen;
- Erfahrung, trotz der gesundheitlichen Einschränkungen des Ehepartners die emotionale Qualität aufrechtzuerhalten;
- Situationen, in denen man sich gegenseitig Mut macht und den Vorsatz faßt, auch in Zukunft auf die Gemeinsamkeit zu bauen;
- Erfahrung eigener Kompetenz in der Unterstützung des Ehepartners;
- erfahrene Dankbarkeit des Ehepartners und Anerkennung der Unterstützung durch ihn.

Interpretation

Auch die positiv erfahrenen Aspekte der Situation wurden jeweils nur von einem Teil der befragten Patienten und Angehörigen berichtet. Sie sind also nicht charakteristisch für die *Gesamtgruppe*. Weiterhin ist die Gleichzeitigkeit von Belastungen und positiv erfahrenen Aspekten der Situation hervorzuheben. In keinem Interview wurden *nur* positive Erfahrungen angeführt; vielmehr wurden *sowohl* belastende *als auch* positiv erfahrene Aspekte der Situation genannt. Die Erfahrung von Belastungen und das Erleben positiver Momente schließen also einander nicht aus.

Aus den angeführten positiven Aspekten der Situation läßt sich die bei einem Teil der untersuchten Patienten und Angehörigen gelungene Verarbeitung der Krankheitsfolgen ableiten. „Gelungene" Verarbeitung heißt hier: Die gesundheitlichen Einschränkungen des Patienten werden nicht geleugnet, sondern die beiden Ehepartner versuchen sich in der Gestaltung des Alltags, in der Ausübung von Aufgaben sowie in der Kommunikation auf diese Einschränkungen einzustellen. Unter „gelungener" Auseinandersetzung ist weiterhin die Fähigkeit zum Ausdruck sowie zur Verarbeitung von Konflikten zu verstehen. Die bei chronischen Erkrankungen erkennbaren Belastungen lassen sich bei der Fähigkeit der Ehepartner zu gegenseitiger Unterstützung sowie zum Fassen von Vorsätzen hinsichtlich der gemeinsamen Zukunftsgestaltung besser verarbeiten. Aus den angeführten positiven Aspekten gehen die von Ehepartnern gefaßten Vorsätze deutlich hervor. Dankbarkeit und Respekt vor der geleisteten Unterstützung bilden weitere wichtige Bedingungen für die Aufrechterhaltung einer qualitativ guten Partnerschaft. Diese Forderung ist vom Patienten nicht leicht zu erfüllen, da erfahrene Unterstützung (wenn sie ein höheres Ausmaß erreicht) mit Abhängigkeit konfrontiert. Chronische Erkrankungen führen nicht selten zur Krise der Partnerschaft; aus den angeführten positiven Aspekten der Situation geht jedoch hervor, daß die gelungene Auseinandersetzung mit dieser Krise zu einer Vertiefung der Partnerschaft führt. Trotz aller Einschränkungen und Belastungen wird von einem Teil der untersuchten Ehepartner die Krankheit *auch* als Herausforderung für die Ehe erfahren.

Allerdings darf nicht übersehen werden, daß an unserer Untersuchung nur Patienten teilgenommen haben, bei denen gar keine oder relativ geringfügige kognitive Einschränkungen bestanden. Schon diese geringfügigen Einschränkungen stellen für den Patienten und den Ehepartner ein großes Problem dar, wie aus den angeführten Belastungen hervorgeht. Bei starken kognitiven Einschränkungen wären die Belastungen vermutlich deutlich höher, die positiv erfahrenen Aspekte geringer gewesen.

8. Folgerung: Chronische Erkrankung darf nicht einseitig unter dem Aspekt der Belastung betrachtet werden; es können auch positive Aspekte von den Ehepartnern erfahren werden. Häufig treten Belastungen und positiv erfahrene Aspekte gleichzeitig auf.

Gegenseitige Beeinflussung der Ehepartner bei der Auseinandersetzung mit den Krankheitsfolgen

Die Untersuchung sollte auch Antwort auf die Frage geben, ob sich die Ehepartner in der Auseinandersetzung mit den Krankheitsfolgen gegenseitig beeinflussen. Die

Beantwortung dieser Frage setzte zunächst eine für Patienten und Angehörige getrennte Analyse der Auseinandersetzungsformen voraus; in einem zweiten Schritt wurde für jede Dyade gesondert nach Ähnlichkeiten und Unterschieden in den Auseinandersetzungsformen gefragt (zur Auswertungsmethode siehe 13).

Die gewonnenen Befunde lassen sich wie folgt zusammenfassen:
(1) Bei kurzer Krankheitsdauer (das heißt, der Beginn der Krankheit liegt erst einige Monate oder ein bis zwei Jahre zurück) antworten die meisten Patienten und Angehörigen mit zahlreichen Auseinandersetzungsformen auf die Krankheitsfolgen. Bei nahezu jedem Patienten und seinen Angehörigen fanden wir sehr unterschiedliche Formen der Auseinandersetzung, in denen sich unter anderem sehr verschiedenartige Stimmungen und Gefühle widerspiegeln. Auseinandersetzungsformen wie „Niedergeschlagenheit", „Leistung", „Suche nach Unterstützung", „Leugnung", „Hoffnung" konnten in kurzen Abständen einander ablösen.
(2) Bei längerer Krankheitsdauer (das heißt, der Beginn der Krankheit liegt schon mehr als vier oder fünf Jahre zurück) sind Vielfalt und Gegensätzlichkeit der Auseinandersetzungsformen nicht mehr erkennbar. Es ergibt sich nun bei jedem Patienten und seinem Angehörigen ein relativ homogenes Bild. Mittels statistischer Analysen war es möglich, sowohl in der Patienten- als auch in der Angehörigengruppe vier Auseinandersetzungsstile zu differenzieren, denen sich die einzelnen Patienten und Angehörigen relativ gut zuordnen ließen. Wir umschrieben diese Auseinandersetzungsstile wie folgt:
  – leistungsbezogenes Verhalten – Bemühen um eine Veränderung der Situation;
  – kognitiv-emotionales Verhalten, Bemühen um eine Veränderung der eigenen Einstellung gegenüber der Situation;
  – Niedergeschlagenheit, Resignation und abnehmendes Engagement;
  – Hadern mit dem Schicksal, nach innen und außen gerichtete Aggression.
(3) Mit zunehmender Krankheitsdauer ähneln sich Patienten und Angehörige in ihrer Auseinandersetzung mit den Krankheitsfolgen immer mehr. Bei einer Krankheitsdauer von vier oder mehr Jahren fanden wir in den einzelnen Dyaden ein hohes Maß an Übereinstimmung zwischen dem Patienten und dem Angehörigen; bei kurzer Krankheitsdauer war diese Ähnlichkeit nicht (oder nur in deutlich geringerem Maße) erkennbar.

Wodurch sind wachsende Homogenität in den Auseinandersetzungsformen sowie zunehmende Ähnlichkeit zwischen Patienten und Angehörigen verursacht? Wir sind von zwei Überlegungen ausgegangen:
(a) Gerade zu Beginn der Krankheit steht der Patient in einer Krise (ganz im Sinne der Beschreibung von v. Weizsäcker), auf die er mit den unterschiedlichsten Formen der Auseinandersetzung zu antworten versucht. Vielfalt und Verschiedenartigkeit der Auseinandersetzungsformen weisen auf die Suche des Patienten nach Orientierung und Sicherheit in der unbekannten Situation hin; sie spiegeln zudem die „Krise" sowie die gefährdete „Einheit des Subjekts" wider. Im Laufe der Zeit gelangt der Patient zu einer prägnanteren Deutung der Situation sowie zu einer einheitlicheren Form der Auseinandersetzung mit der Situation, was in den vier herausgearbeiteten Auseinandersetzungsstilen zum Ausdruck kommt. Diese beschreiben auch unterschiedliche Perspektiven, von denen aus die eingetretene Situation betrachtet wird. Bei dem einen Patienten (und Angehörigen) ist eine Perspektive erkennbar, in der *Leistung*

dominiert: Die Situation muß (weiter) verändert werden, sie wird vorwiegend daraufhin befragt, in welchen Aspekten sie Veränderungen zuläßt. Bei dem anderen Patienten (und Angehörigen) wird die Situation aus der Perspektive einer notwendigen *Einstellungsveränderung* betrachtet. Hier herrscht das Bemühen um Neubewertung der Situation sowie um Annehmen der eingetretenen Einschränkungen vor. Ein dritter Patient (und Angehöriger) nimmt die Situation als *unveränderbar* wahr und erblickt keine Möglichkeiten selbstbestimmten Handelns. Ein vierter Patient (und Angehöriger) ist immer noch darum bemüht, zu einer bestimmten (kognitiven und emotionalen) Deutung der Situation zu gelangen, jedoch bleibt dieses Bemühen ohne Erfolg und mündet allmählich in *Verbitterung und Verzweiflung*.

(b) Die zunehmende Ähnlichkeit zwischen dem Patienten und dem Angehörigen in der Art der Auseinandersetzung mit den Krankheitsfolgen haben wir vor allem auf das räumlich und zeitlich enge Zusammenleben beider zurückgeführt. Es ist zu bedenken, daß der Patient bei einer schweren chronischen Erkrankung (die zudem mit starken körperlichen Einschränkungen verbunden ist) in hohem Maße auf Unterstützung angewiesen ist; der Angehörige kann nur seltener die Wohnung verlassen, er muß sich häufiger in unmittelbarer Nähe des Patienten aufhalten. Bei diesem engen räumlichen und zeitlichen Zusammenleben entwickelt sich – durch gegenseitige Einflußnahme der Ehepartner – ein *gemeinsamer subjektiver Lebensraum* (20, 36), das heißt, eine ähnliche Form der Deutung und Auseinandersetzung. Diese wachsende Ähnlichkeit ist auch unter dem Aspekt der Konfliktverringerung zu betrachten: Mangelnde Übereinstimmung in Deutung und Auseinandersetzung würde häufig zu Konflikten führen; hohe Übereinstimmung trägt hingegen zur Konfliktverringerung bei.

Für das Verständnis der psychischen Situation des Patienten sowie für die Entwicklung von Ansätzen zur psychologischen Unterstützung des Patienten ist die zunehmende Ähnlichkeit im Erleben der Krankheit und in der Auseinandersetzung mit dieser wichtig. Dadurch verstärken sich die Ehepartner gegenseitig in ihrer Deutung der Situation sowie in ihrer Art der Auseinandersetzung mit der Krankheit und den Krankheitsfolgen.

9. Folgerung: Patienten und Angehörige passen sich in Wahrnehmung und Deutung der Krankheit(sfolgen) sowie in der Auseinandersetzung mit der Krankheit (und ihren Folgen) einander an und verstärken sich gegenseitig. Aufgrunddessen dürfen Patienten und Angehörige in ihrem Erleben und Verhalten nicht unabhängig voneinander betrachtet werden.

Empirische Beiträge zur Auseinandersetzung mit Sterben und Tod

An dieser Untersuchung haben 50 Patienten (über 60 Jahre alt), die an einer tödlichen Erkrankung litten, teilgenommen. Nach Entlassung der Patienten aus der Klinik wurde die medizinische und psychologische Behandlung vom Hausarzt sowie von Mitarbeitern des Untersuchungsteams übernommen. Zu mehreren Meßzeitpunkten wurde die physische, psychische und soziale Situation des Patienten bestimmt; somit waren auch Aussagen über den *Entwicklungsverlauf* in einem mehrmonatigen Beobachtungszeitraum möglich. Der Beobachtungszeitraum bei jedem Patienten war abhängig von dem Eintreten des Todes; der kürzeste Beobachtungszeitraum betrug acht Monate, der längste 24 Monate. Neben den Patienten wurden auch die unterstützenden Angehörigen (bei 48 Patienten war dies jeweils die Ehefrau oder der Ehemann) medizinisch und psychologisch untersucht (zur genauen Darstellung der Untersuchung siehe 12).

Ein Resultat dieser Untersuchung bildete die Erarbeitung fünf verschiedener Verlaufsformen der Auseinandersetzung mit dem herannahenden Tod:
(1) Annehmen des herannahenden Todes und Aufgreifen der Möglichkeiten, die sich in der gegenwärtigen Situation noch bieten (n = 10 Patienten);
(2) Bestimmtsein von Verbitterung und Enttäuschung, das Leben wird nur noch als Last erfahren (n = 12 Patienten);
(3) Bemühen, den herannahenden Tod nicht in das Zentrum des Bewußtseins treten zu lassen (n = 8 Patienten);
(4) Suche nach einem neuen Lebenssinn (n = 8 Patienten);
(5) Durchschreiten von Phasen tiefer Depression zur Hinnahme des herannahenden Todes (n = 12 Patienten).

Wie unsere Analyse ergab, üben sechs Merkmale Einfluß darauf aus, welche dieser Verlaufsformen bei einem Patienten zu beobachten ist:
(1) das Ausmaß, in dem das bisherige Leben bejaht werden kann;
(2) das Ausmaß der sich bietenden Möglichkeiten zur Wahrnehmung von Aufgaben sowie zur Verwirklichung von Interessen in der gegenwärtigen Situation;
(3) der Grad der (vor allem vom Ehepartner empfangenen) Unterstützung in der Auseinandersetzung mit dem herannahenden Tod;
(4) das Ausmaß der Kontakte zu Angehörigen, Freunden und Bekannten (objektiv bestimmt);
(5) die subjektive Bewertung dieser Beziehungen (als zufriedenstellend vs. belastend);
(6) physische Situation (Krankheitsbild, Symptombilder, Intensität der Schmerzzustände).

Wie aus diesen Ergebnissen hervorgeht, wie aber auch die einzelnen Interviews zeigten, sind Wahrnehmung und Deutung des herannahenden Todes sowie die Auseinandersetzung mit diesem in hohem Maß von den sozialen Beziehungen des Patienten – vor allem von den Beziehungen zum Ehemann oder zur Ehefrau – beeinflußt. Bei einer als konflikthaft und sehr belastend erfahrenen Ehe ist der Prozeß des Sterbens erheblich erschwert. Wurden Konflikte in der Biographie nicht thematisiert und zu bearbeiten versucht, haben sich die Ehepartner auseinandergelebt und ist eine emotionale Nähe nur noch in geringem Maße oder gar nicht mehr erkennbar, so besteht auch im Prozeß des Sterbens die Gefahr bleibender oder zunehmender Entfremdung, wachsender Einsamkeit, geringen gegenseitigen Verständnisses und mangelnder gegenseitiger Anteilnahme. In nicht wenigen Familien beobachteten wir eine fast fehlende Kommunikation zwischen den Ehepartnern, beide beschäftigten sich nur mit sich selbst, jedoch nicht mit der Situation des anderen, die vom einen geäußerte Bitte um Hilfe wurde vom anderen nur selten verstanden oder erfüllt, es konnte sogar vorkommen, daß die Bitte um Hilfe ganz ausblieb, nur um den Kontakt mit dem anderen zu vermeiden. Die in der Öffentlichkeit vorschnell geäußerte Annahme, die „natürliche" Umgebung des sterbenden Patienten sei die Familie, wird durch unsere Ergebnisse in Frage gestellt. Sicherlich ist die Familie *häufig* eine gute Umgebung für den sterbenden

Patienten, keinesfalls aber in allen Fällen. Die Geschichte der Beziehungen zwischen dem Patienten und den Angehörigen bestimmt mit, inwieweit die Familie in der Tat wirksame und auch emotional fruchtbare Unterstützung anbieten kann.

Wir beobachteten bei den Angehörigen jener Patienten, die sich nicht bewußt mit dem herannahenden Tod auseinandersetzen konnten und wollten, auch die Tendenz zu einer Leugnung der ernsten Situation oder die Scheu, mit dem Patienten über die Situation zu sprechen. Dieser Befund stimmt mit dem in der Untersuchung zur chronischen Krankheit gefundenen Ergebnis überein. Auch dort war die gegenseitige Verstärkung von Patienten und Angehörigen in der Art der Auseinandersetzung erkennbar.

Vor allem bei jenen Patienten, bei denen das „Annehmen des herannahenden Todes und das Aufgreifen der Möglichkeiten, die sich in der gegenwärtigen Situation noch bieten" oder die „Suche nach einem neuen Lebenssinn" erkennbar waren, konnten wir in den Interviews zahlreiche Hinweise auf eine positiv erfahrene Beziehung zum Ehepartner finden. Die als befruchtend und unterstützend erfahrene Ehe hilft zum einen, Belastungen besser zu ertragen; zum anderen kann sie selbst Quelle der Sinnerfahrung und Aufgabe sein.

10. Folgerung: Die subjektiv erfahrene Qualität der Partnerschaft ist für Wahrnehmung und Deutung der persönlichen Situation im Prozeß des Sterbens sowie für die Auseinandersetzung mit dem herannahenden Tod von großer Bedeutung. Die Geschichte der Partnerschaft beeinflußt in hohem Maße die Art und Weise, wie die Ehepartner mit der Grenzsituation umgehen. Auch entscheidet sie mit darüber, ob in dieser Situation eine Weiterentwicklung der Partnerschaft möglich ist oder nicht.

Aspekte der Partnerschaft bei chronischer Krankheit und im Prozeß des Sterbens

Bereits in den genannten Untersuchungen wurden Aspekte der Partnerschaft thematisiert. Dieses Kapitel dient nun einer Ordnung dieser Aspekte. Eine Vorbemerkung ist notwendig: Das bei der Eheschließung gegebene Versprechen „bis daß der Tod uns scheidet" umfaßt viel mehr, als die Ehepartner zu diesem Zeitpunkt überhaupt erahnen können. Die bei diesem Versprechen notwendige Antizipation der Zukunft schließt in vielen Fällen sicherlich mögliche Krisen und Belastungen ein; sich aber vorzustellen, mit welchen Grenzen das Leben konfrontieren kann, welchen Prüfungen die Ehe bei chronischer Krankheit (vor allem, wenn diese mit starken psychischen Einschränkungen verbunden ist) und im Prozeß des Sterbens ausgesetzt ist, wie die Ehe unter dem Einfluß der veränderten Persönlichkeit und der reduzierten kognitiven Leistungsfähigkeit eines chronisch erkrankten Patienten gestaltet werden kann und muß, ist eine Aufgabe, die unsere Fähigkeiten zur Antizipation übersteigt.

Die Aspekte der Partnerschaft bei chronischer Krankheit und im Prozeß des Sterbens sollen unter zehn Überschriften gestellt werden.

Partnerschaft und Alltag

Das Verständnis der Partnerschaft wird durch die Analyse des Alltags sehr gefördert. Wir haben in unseren Untersuchungen viele Ehepaare bei der gemeinsamen Ausübung von Tätigkeiten beobachtet. Gerade bei chronischer Krankheit sowie im Prozeß des Sterbens ist der Patient in der Ausübung einzelner Tätigkeiten und in der Pflege auf die Unterstützung seiner Ehefrau oder seines Ehemannes angewiesen. Die Art und Weise, wie um Unterstützung gebeten und die Unterstützung geleistet wird, läßt viele Aufschlüsse über die Qualität der Partnerschaft zu. In manchen Familien drückten sich Aggressionen der Ehepartner in befehlsmäßigem Ton des Patienten, in „überhörten" Wünschen, in der Weigerung des Angehörigen, in den nächsten Stunden oder an diesem Tag die (objektiv erforderliche) Hilfe zu leisten, oder in den ständigen Klagen des Patienten (die nach medizinischem Urteil in diesem Ausmaße nicht gerechtfertigt waren) aus. In anderen Familien konnten wir hingegen das Bemühen der Angehörigen beobachten, nur in jenen Tätigkeiten Unterstützung anzubieten, in denen diese notwendig war, bei der Unterstützung auf die Bedürfnisse und emotionale Lage des Patienten zu achten, auf Schamgefühle Rücksicht zu nehmen, die Intimsphäre nicht zu verletzen.

Dieses Bemühen ist nur in geringerem Maße erkennbar, wenn die Partnerschaft tiefgreifend gestört ist. Das Übermaß an Unterstützung, welches die Selbständigkeit in Frage stellt und langfristig verringert, entspringt nicht selten Konflikten und Aggressionen, die dem Angehörigen nicht (in ganzem Umfang) bewußt sind. Ein Zuviel an Unterstützung kann auch mit dem Versuch zusammenhängen, bestehende Konflikte und Aggressionen zu leugnen.

Partnerschaft, Klagen und Trauer

Die Klagen und die Trauer des Patienten stellen, wie bereits hervorgehoben wurde, für viele Angehörige eine große Belastung dar. Diese entspringt zum einen dem Mitgefühl, zum anderen den Veränderungen des Patienten. Früher hat man viel mit ihm unternommen, Entscheidungen und Handlungen gemeinsam erwogen und verantwortet. Heute ist der Patient (zumindest emotional) abhängig, er tendiert zu Resignation und Rückzug, er hat nur noch selten Gehör für die Anliegen des Ehepartners. Nicht nur die Klagen und die Trauer des Patienten üben Einfluß auf die Partnerschaft aus, sondern auch die Klagen und die Trauer des Angehörigen. Dabei ist von besonderer Bedeutung, daß die Angehörigen in der Regel nur wenige oder gar keine Möglichkeiten zum Ausdruck der Klagen und der Trauer finden. Die Belastungen, die mit der Veränderung der Partnerschaft, mit den Einschränkungen des eigenen Lebensraumes sowie den physischen und psychischen Anforderungen verbunden sind, müssen sie meistens alleine, ohne Unterstützung und Anteilnahme durch andere, verarbeiten.

Partnerschaft bei chronischer Krankheit und im Prozeß des Sterbens hat viel mit Klagen und Trauer zu tun. Das Ausmaß, in dem es dem Patienten und dem Angehörigen gelingt, Klagen und Trauer auszudrücken und sich gegenseitig zu unterstützen, spiegelt auch die Qualität der Partnerschaft wider.

Partnerschaft, Verzicht und Gewinn

Bei chronischer Krankheit und im Prozeß des Sterbens ist Partnerschaft für beide – sowohl für den Patienten als auch für den Angehörigen – mit Verzicht verbunden. Verzicht auf die gemeinsame Ausübung einzelner Tätigkeiten, Verzicht auf die hohe Kompetenz des nun erkrankten Ehepartners, Verzicht des Angehörigen auf die Verwirklichung von Interessen sind häufig genannte Aspekte der Partnerschaft. Sehr verschiedenartige Formen des Umgangs mit diesem Verzicht sind erkennbar.

In einigen Familien führt er zur gegenseitigen Entfremdung; unter den veränderten Bedingungen läßt sich Partnerschaft nicht mehr leben (wobei vermutet werden kann, daß auch schon vor diesen Veränderungen tiefgreifende Störungen in der Partnerschaft bestanden haben). Die Ehepartner können sich zwar äußerlich nicht trennen, sie sind aber innerlich getrennt.

In anderen Familien wird der Verzicht – meistens nach einer kürzeren oder längeren Krise – verarbeitet und angenommen, es kann sich ein erweitertes Fundament der Partnerschaft entwickeln. Neben dem Verzicht wird in der gegenwärtigen Situation auch ein Gewinn gesehen. Die Erfahrung, daß die Partnerschaft auch diese Belastungen aushält und sich in ihnen bewährt sowie die Überzeugung, dem Patienten bei der Auseinandersetzung mit der Krankheit beistehen zu können und damit eine wichtige Aufgabe der Partnerschaft zu erfüllen, stellen die am häufigsten genannten Gewinne dar.

Partnerschaft und Gefühle der Entfremdung

Vor allem in Veröffentlichungen zur Situation der Familienangehörigen dementiell erkrankter Patienten (siehe zum Beispiel 5) wurde aufgezeigt, daß die Veränderungen der Persönlichkeit und der kognitiven Leistungsfähigkeit des Patienten nicht selten zu Entfremdungsgefühlen auf seiten des Angehörigen führen. Der Ehepartner erscheint möglicherweise nicht mehr als der, mit dem man über viele Jahre zusammengelebt hat, er ist ein anderer geworden. Die Aufrechterhaltung der Beziehung ist aufgrund des persönlichkeitsfremden Erlebens und Verhaltens erschwert. Die Geschichte der Partnerschaft kann durch diese Entfremdungsgefühle in Frage gestellt sein: „Es gibt Zeiten, da denke ich, du hast doch eigentlich mit einem anderen zusammengelebt, ich kann mir gar nicht mehr vorstellen, daß dies mein Mann ist. Ich denke manchmal, du hast es jetzt mit einem anderen, einem fremden Menschen zu tun", antwortete die Ehefrau eines an Demenz erkrankten Patienten. Dieses wachsende Gefühl des Fremdseins wird von Angehörigen als die schwerste Belastung beschrieben.

Gefühle des Fremdseins können auch bei schweren Depressionen des Patienten – als Antwort auf die chronische Erkrankung oder das Bewußtwerden des herannahenden Todes – auftreten. Die psychische Verfassung des Patienten ist dem Angehörigen fremd; in dieser Ausprägung hat er Resignation, nachlassendes Engagement, Niedergeschlagenheit und Trauer bei ihm noch nicht erlebt. Auch in dieser Situation ist häufig die Angst des Angehörigen zu beobachten, die Beziehung zum Patienten zu verlieren, da dieser auf Ansprache hin nicht reagiert oder nur mit Niedergeschlagenheit antwortet.

Wenn der Angehörige über die Ursachen des Erlebens und Verhaltens nicht hinreichend aufgeklärt ist, so besteht die Gefahr, daß er dieses auf sich selbst bezieht. Aggressionen, Unkontrolliertheit, Niedergeschlagenheit, Resignation und Klagen des Patienten interpretiert er möglicherweise als Antwort auf sein Handeln. Fehlendes Wissen über die Ursachen des Patienten-Verhaltens ist eine bedeutende Konfliktquelle. Aus diesem Grund setzt sich die psychologische Begleitung von Angehörigen das Ziel, die Ursachen des Verhaltens zu erklären sowie gemeinsam mit dem Angehörigen Möglichkeiten des Umgangs mit diesem Verhalten zu erarbeiten.

Partnerschaft und Einsamkeit

Gerade bei einer mit psychischen Einschränkungen verbundenen Erkrankung des Patienten nimmt die subjektiv erfahrene Einsamkeit des Ehepartners zu. Die Möglichkeiten des Gesprächs und der Begegnung sowie das Finden einer Stütze in dem Patienten sind nun deutlich reduziert. Der betreuende Angehörige ist jetzt in hohem Maße der Gebende, der sich auf die veränderte psychische Situation des Patienten einzustellen hat, er ist weniger der Empfangende, der in Zeiten hoher psychischer Belastung Hilfe durch den Patienten erhält.

Hinzu kommt, daß gerade bei psychischen Veränderungen des Patienten Besuche immer mehr ausbleiben. Zum einen möchten es die betreuenden Angehörigen vermeiden, Freunde und Bekannte mit der Krankheit des Patienten zu konfrontieren; zum anderen fühlen sich Freunde und Bekannte im Umgang mit einem psychisch erkrankten Patienten oftmals überfordert. Schließlich ist der betreuende Angehörige – wenn der Patient zum Beispiel an einer Demenz leidet – gezwungen, den Großteil der Zeit in Nähe des Patienten zu verbringen; die Möglichkeiten des Kontakts mit anderen Menschen sind auch aus diesem Grunde sehr reduziert.

Trotz der intensiven Sorge für den Patienten können rasch Gefühle der Einsamkeit auftreten, da der Angehörige selbst keine oder nur geringe Unterstützung und Zuwendung erfährt.

Partnerschaft und Gewalt

Kann man sich vorstellen, daß irgendwann starke Regungen der Aggression gegen einen Menschen spürbar werden, mit dem man seit langer Zeit zusammenlebt, mit dem man früher viel unternommen hat, der einem lange nahe gewesen ist? In unseren Interviews wurden wir auch mit dieser Frage konfrontiert. Die betreuenden Angehörigen, aber auch die Patienten selbst haben nicht selten in den Interviews diese Frage angeschnitten. „Wenn er unter sich macht oder wenn das ganze Haus vollgeschmiert ist, dann bekomme ich die Wut. Am liebsten würde ich dreinschlagen. Manchmal werden die Griffe schon etwas stärker. Ich kann mich eben nicht mehr beherrschen. Ich stelle mir auch vor, wie es früher war, eben ganz anders. Ich habe ja meinen Mann geliebt, aber das kann ich jetzt nicht mehr. Es ist mehr der Ekel da, auch Wut, die ich nicht gut beherrschen kann."

Gerade in der objektiven Isolation (Angehörige, Freunde und Bekannte bleiben fort) und in der subjektiv erfahrenen Einsamkeit (Möglichkeiten der Begegnung und des Austausches mit anderen Menschen bieten sich nicht mehr) können stark aggressiv getönte Impulse auftreten. Dafür sind mehrere Gründe zu nennen: Die mit der Unterstützung des Patienten verbundene hohe körperliche und psychische Belastung; die fehlenden Möglichkeiten, seine Verzweiflung anderen Menschen mitteilen zu können; die unzureichenden Möglichkeiten, seine eigenen Interessen und Bedürfnisse zu verwirklichen; die fehlende Kontrolle des eigenen Verhaltens durch andere Menschen. Der Kontakt mit anderen bietet auch die Möglichkeit, das eigene Verhalten besser zu steuern und zu kontrollieren, denn dieser Kontakt konfrontiert auch mit Normen hinsichtlich der Gestaltung von Beziehungen. Der Soziologe E. Durkheim war der erste, der die engen Zusammenhänge zwischen „Anomie" und „Gewalt" herausgearbeitet hat: Ist man aus der Gemeinschaft ausgestoßen oder fühlt man sich dieser nicht mehr zugehörig, sind die Kontakte mit anderen Menschen deutlich reduziert, so fallen normative Instanzen aus, die unser Verhalten steuern und kontrollieren („Anomie"). Damit können auch aggressive Impulse unkontrolliert auftreten und das Verhalten bestimmen. Durkheim konzentrierte sich auf die „aggressiven Impulse nach innen", die schließlich zum Selbstmord führen können. Wir konzentrieren uns hingegen auf die „aggressiven Impulse nach außen", die zur Gewalt gegen andere Menschen führen können (8, 44).

Auch wenn man es in der öffentlichen Diskussion nicht wahrhaben möchte und wenn es unserer Vorstellung von Partnerschaft nicht entspricht: Die Gefahr des Auftretens von Gewalt (ob diese nun vom Patienten oder vom Angehörigen ausgeht) unter sehr belastenden Bedingungen, wachsender Isolation und Einsamkeit darf nicht übersehen werden. In nicht wenigen Familien mit einem chronisch erkrankten oder sterbenden Patienten tritt physische und psychische Gewalt direkt oder eher indirekt und subtil auf. Sie bildet Endpunkt einer Entwicklung, in deren Verlauf die Ehepartner ihre psychischen Ressourcen verbraucht haben, bis zur Erschöpfung gelangt sind, Kontakte zu anderen Menschen eingebüßt und auch den gegenseitigen Kontakt allmählich verloren haben.

Partnerschaft und Beziehungen zum sozialen Umfeld

Unter dieser Überschrift soll noch einmal auf die große Bedeutung hingewiesen werden, die Beziehungen zu anderen Menschen bei der Verarbeitung der Krankheit und der Krankheitsfolgen zukommt. Unsere häufig idealisierte Vorstellung von Partnerschaft im Alter läßt sich von der Annahme leiten, daß bei der Unterstützung eines chronisch erkrankten Ehepartners die Vertiefung der Beziehung wie von selbst eintrete. Diese Vorstellung stimmt mit dem Alltag eines Ehepaares nicht überein. Die Vertiefung der Beziehung erfordert Unterstützung von außen; das Ehepaar benötigt Zuwendung, Rat, Möglichkeiten der Aussprache, Ablenkung, Unterstützung in der Ausübung einzelner Tätigkeiten.

Wir konnten dies vor allem in Untersuchungen zur Auseinandersetzung mit dem herannahenden Tod feststellen. Die betreuenden Angehörigen waren für Besuche, Teilnahme, einzelne Unterstützungsleistungen sehr dankbar; diese boten ihnen die Möglichkeit, sich vorübergehend zu erholen und abzulenken sowie zu neuer Kraft zu finden. Fehlten Beziehungen zur Außenwelt, war das Ehepaar isoliert, so nahmen die psychischen Belastungen, Auseinandersetzungen und Konflikte erheblich zu.

Die Würde in der Krankheit, im Sterben sowie bei der Sorge für einen chronisch erkrankten oder sterbenden Patienten ist in hohem Maße an befruchtende und unterstützende Beziehungen zu anderen Angehörigen sowie zu Freunden und Bekannten gebunden.

Partnerschaft und gegenseitiges Stützen

Wir haben bislang von möglichen Problemen in der Partnerschaft bei chronischer Erkrankung und im Prozeß des Sterbens gesprochen, ohne den Entwicklungsprozessen in der Beziehung genügend Raum geschenkt zu haben. In den Untersuchungen waren vor allem zwei Aspekte erkennbar, die auf Entwicklungsprozesse hinweisen: die Fähigkeit, sich gegenseitig zu stützen, sowie die von den Ehepartnern erfahrene Vertiefung der Beziehung. Kommen wir zunächst auf das sich-gegenseitig-stützen zu sprechen.

Darunter ist die Fähigkeit zu verstehen, trotz der eigenen Einschränkungen und Belastungen den Blick auf die Situation des Ehepartners zu richten, ihm Zuwendung zu schenken und Hilfe anzubieten. Weiterhin umfaßt dies die Fähigkeit des Ehepaares, zu erkennen, wann der eine mehr Unterstützung geben kann, der andere hingegen mehr Unterstützung benötigt, wann der eine mehr, der andere weniger physische und psychische Kraft besitzt. Schließlich gehört dazu die Überzeugung der Ehepartner, die eingetretene Situation nur *gemeinsam* bewältigen zu können. In den Untersuchungen fanden wir immer wieder Ehepaare, denen es gelang, sich gegenseitig zu stützen. Beide sprachen offen über die eingetretene Situation, über ihre wechselnden physischen und psychischen Ressourcen sowie über ihre Erschöpfung, Angst und Verzweiflung. Durch diese gemeinsamen Gespräche war es auch möglich, sich gemeinsam auf die Aufgaben einzustellen. Auch wenn der Patient körperlich sehr geschwächt war, so schloß dies nicht die Möglichkeit der Hilfe für den betreuenden Ehepartner aus. Das Zuhören, der Versuch, wenigstens einige Tätigkeiten selbständig auszuüben, die Anteilnahme an der Situation des Ehepartners und die zum Ausdruck gebrachte Achtung vor seiner Unterstützung stellten bedeutende, vom Patienten ausgehende Hilfen dar. Das sich-gegenseitig-stützen war hingegen in jenen Familien, in denen der Patient an einer Demenz litt, sehr viel schwieriger oder gar nicht zu verwirklichen. *Eine* wichtige Bedingung für die Aufrechterhaltung der als befruchtend erfahrenen Beziehung fiel hier weg.

Partnerschaft und Vertiefung

Die Überzeugung, die gestellte Aufgabe *gemeinsam* bewältigen zu können, für den anderen bedeutsam zu sein und wertvolle Hilfe zu leisten, fördert den Entwicklungsprozeß der Vertiefung. Unter Vertiefung verstehen wir die Erfahrung neuer, bislang nicht erkannter Dimensionen der Beziehung. Weiterhin umfaßt sie die Erfahrung zunehmender Nähe zum anderen und wachsende Kraft im gemeinsamen Tragen der Aufgabe. In einigen Interviews wiesen die Ehepartner darauf hin, daß sie erst die Krankheit wieder zusammengeführt habe.

„Früher war ich immer mit dem Schiff fort, kam nur selten heim. Mir war das Heim beinahe verlorengegangen. Dann kam die Krankheit der Frau. Ich wußte, daß mein Platz zuhause war. Ich bin froh darüber, wieder viel hier zu sein. Es ist tiefer geworden. Früher haben wir über vieles gesprochen, aber es war doch nichts Wesentliches. Heute sprechen wir über viel Wichtiges, was uns beide angeht."

Literatur

1. Altergott K (ed) (1989) Daily life in later life. Sage Publication, Newbury Park
2. Antonucci TC (1985) Personal characteristics, social support, and social behavior. In: Binstock RH, Shanas E (eds) Handbook of aging and the social sciences. 2nd edn. Van Nostrand Reinhold, New York, pp 94–128
3. Baltes PB (1990) Entwicklungspsychologie der Lebensspanne. Theoretische Leitsätze. Psychologische Rundschau 41: 1–24
4. Beutel M (1988) Bewältigungsprozesse bei chronischen Erkrankungen. Edition Medizin, Weinheim
5. Bruder J (1988) Filiale Reife. Ein wichtiges Konzept für die familiäre Versorgung, insbesondere dementer alter Menschen. Z Gerontopsychol u -psychiat 1: 95–101
6. Bruder J, Klusmann D, Lauter H, Lüders I (1981) Beziehungen zwischen Patienten und ihren Familienangehörigen bei chronischen Erkrankungen des höheren Lebensalters. Bericht an die Deutsche Forschungsgemeinschaft, Hamburg
7. Brückner A (1990) Leben mit einem dementiell erkrankten Angehörigen. Psychologische Diplom-Arbeit, Psychologisches Institut der Universität Heidelberg
8. Dieck M (1987) Gewalt gegen ältere Menschen. Z Gerontol 20: 234–242
9. Jaspers K (1965) Philosophie. Springer, Berlin
10. Kastenbaum R (1985) Dying and death: A life-span approach. In: Birren JE, Schaie KW (eds) Handbook of the psychology of aging (pp 619–643). Van Nostrand Reinhold, New York
11. Kruse A (1987) Coping with chronic disease, dying, and death – a contribution to competence in old age. Comprehensive Gerontol C 1: 1–11
12. Kruse A (1988) Auseinandersetzung mit Sterben und Tod. Möglichkeiten eines ärztlichen Sterbebeistandes. Z Allgemeinmed 64: 87–95
13. Kruse A (1989) Psychosoziale Folgen des Schlaganfalls im höheren Lebensalter. Jahrbuch der Medizinischen Psychologie, Bd. 2. Springer, Heidelberg, S 201–226
14. Kruse A (1991) Kompetenz im Alter in ihren Bezügen zur objektiven und subjektiven Lebenssituation (im Druck)
15. Labouvie-Vief G (1985) Intelligence and cognition. In: Birren JE, Schaie KW (eds) Handbook of the psychology of aging, 2nd edn. Van Nostrand Reinhold, New York, pp 500–530
16. Larson R, Mannell R, Zuzanek J (1986) Daily well-being of older adults with friends and family. Psychology and Aging, 1: 117–126
17. Lehr U (1978) Das mittlere Erwachsenenalter – ein vernachlässigtes Problem der Entwicklungspsychologie. In: Oerter R (Hrsg) Entwicklung als lebenslanger Prozeß. Hoffmann u. Campe, Hamburg, S 117–147
18. Lehr U (1982) Familie in der Krise? Olzog, München
19. Lehr U (1986) Aging as fate and challenge: The influence of social, biological, and psychological factors. In: Häfner H, Moschel G, Sartorius N (eds) Mental health in the elderly. Springer, New York, pp 57–67
20. Lewin K (1963) Die Feldtheorie in den Sozialwissenschaften. Huber, Bern
21. Munnichs JM (1989) Sterbehilfe, Sterbebegleitung – Hintergründe und Bedingungen. In: Kisker KP, Lauter H, Meyer JE, Müller C, Strömgren E (Hrsg) Psychiatrie der Gegenwart, Bd 8. Springer, Heidelberg, New York, S 375–396
22. Oerter R (Hrsg) (1978) Entwicklung als lebenslanger Prozeß. Hoffmann u. Campe, Hamburg
23. Olbrich E (1987) Kompetenz im Alter. Z Gerontol 20: 319–330
24. Olbrich E (1990) Zur Förderung von Kompetenz im höheren Lebensalter. In: Schmitz-Scherzer R, Kruse A, Olbrich E (Hrsg) Altern – ein lebenslanger Prozeß der sozialen Interaktion. Steinkopff, Darmstadt, S 7–28

25. Perlmutter M (1988) Cognitive potential throughout life. In: Birren JE, Bengtson VL (eds) Emergent theories of aging. Springer, New York, pp 247–268
26. Rosenmayr L (1983) Die späte Freiheit. Severin u. Siedler, Berlin
27. Rosenmayr L (1990) Die Kräfte des Alters. Edition Atelier, Wien
28. Rosenmayr L, Köckeis E (1965) Der ältere Mensch in Familie und Gesellschaft. Luchterhand, Neuwied
29. Schmitz-Scherzer R (1978) Konstanz und Veränderungen im Freizeitverhalten älterer und alter Menschen. Akt Gerontol 7: 325–341
30. Schmitz-Scherzer R (1988) Freizeit im Alter. In: Staatsministerium Baden-Württemberg (Hrsg) Kommissionsbericht: „Altern als Chance und Herausforderung" Staatsministerium Baden Württemberg, Stuttgart, S 153–158
31. Schmitz-Scherzer R (1990) Kompetenz und Pflegebedürftigkeit im Alter – Entwicklung von Potantialen? Z Gerontol 23: 134–138
32. Schmitz-Scherzer R (1990) Sterben – ein Versuch aus sozialgerontologischer Perspektive. In: Schmitz-Scherzer R, Kruse A, Olbrich E (Hrsg) Altern – ein lebenslanger Prozeß der sozialen Interaktion Steinkopff, Darmstadt, S 43–52
33. Schmitz-Scherzer R, Becker KF (1982) Einsam sterben – warum? Vincentz, Hannover
34. Shanas E (1980) Social isolation – a myth of old age? The Gerontologist 29: 334–342
35. Sussmann M (1985) The family life of old people. In: Binstock R, Shanas E (eds) Handbook of aging and the social sciences, 2nd edn. Van Nostrand Reinhold, New York, pp 414–449
36. Thomae H (1968) Das Individuum und seine Welt. Hogrefe, Göttingen
37. Thomae H (1983) Alternsstile und Altersschicksale. Huber, Bern
38. Thomae H (1988) Das Individuum und seine Welt, 2. Aufl. Hogrefe, Göttingen
39. Thomae H (1990) Entwicklung und Plastizität der Person. In: Schmitz-Scherzer R, Kruse A, Olbrich E (Hrsg) Altern – ein lebenslanger Prozeß der sozialen Interaktion. Steinkopff, Darmstadt, S 177–187
40. Wahl HW (1988) Alltägliche Aktivitäten bei alten Menschen: Konzeptuelle und methodische Überlegungen. Z Gerontopsychol u -psychiat 1: 75–81
41. Weizsäcker V v (1940) Der Gestaltkreis. Thieme, Leipzig
42. Weizsäcker V v (1986) Der Gestaltkreis, 5. Aufl. Thieme, Stuttgart, New York
43. Whitbourne SK (1987) Self-identity in old age. In: Eisdorfer C, Schaie KW (eds) Annual review of gerontology and geriatrics, vol 6. Springer, New York, pp 187–195
44. Wolff R, Bergman S (eds) (1989) Elderly abuse. Brookdale, Jerusalem

Anschrift des Verfassers:
Dr. A. Kruse
Institut für Gerontologie
Universität Heidelberg
Akademiestr. 3
6900 Heidelberg

The Gynecological Aspect of Sexuality in the Elderly

D. Dinulovic and G. Radonjic[1]

Universität Belgrad

Introduction

The sexual function of man (homo sapiens) is as old as human life. This statement is supported by subtantial evidence accumulated over centuries, but it will not be discussed here.

Sexual function, as opposed to the biological sex which is regarded as an anatomo-structural concept, is considered to be one of the dynamic manifestations of the biological sexual characteristics of the human, including the whole organism with a significant component of its being. Therefore, we rightfully say that sexual function is the pivot of human nature; it is the power and the "fuel of life". Man's sexual drive should be observed in close correlation wiht CNS functioning (cortex, hypothalamus), as well as other structures, including endocrine glands. By this, we imply its primary dependence on the sexual center, brain cortex, and hormonal factors. The development and maturation of an individual are parallel to the development of the sexual drive, the culmination of which does not necessarily coincide with somatic and bone maturation. It should be pointed out that sexual drive, regardless of its nature (motherhood, affective pleasure), once established, always persists in women in a latent or less manifest form. The existing differences in sexual behavior between men and women are well known, and it could be roughly said that women love with the brain and heart, and men with the spinal cord, i.e., the urge for evacuation (4). In other words, the female manifestation of the sexual instinct and sexuality is much more influenced by their psychological condition. In primitive and underdeveloped milieus, and in those with specific religious and moral dogmas, the sexual drive is more or less suppressed, and for that reason, not infrequently deviant. On the other hand, female sexuality is also more closely connected to endocrine gland functioning. With the extinction of these functions, the sexual drive does not disappear, but its satisfaction becomes more difficult and sometimes impossible.

Our patients were analyzed in order to establish the presence of sexuality among elderly people in our population, with particular stress on the gynecological aspect.

---

[1] Dusan Dinulovic. Clinic of Gynecology and Obstetrics, UCC, University of Belgrade, Visegradska 26, 11000 Belgrade, Yugoslavia

Methodology and results

We obtained replies to the questions posed through direct contact and interviews with married couples and individual female patients (widows, divorcées). The character and the aim of the study were explained to the subjects before going on with the interviews. All patients were gynecologically examined and their status was recorded. In certain cases, consultations with an orthopedist, psychiatrist, internist, cytologist, or with a laboratory were held.

The study encompassed 186 married couples, 29 widows, and 37 divorcées. The age span ranged from 46 to 78 years. The beginning of natural menopause was considered to be in the year after a 12-month period of amenorrhea, or the year in which artificial (castrational) menopause occurred. This study was done on random samples in two cities, one city that is smaller and has a specific socio-economic and religious structure. Patients with serious long-term diseases were not included in this study. Female patients were classified by professional groups most common in our population. The questionnaire also included the educational status as an additional factor in the assessment of the sexuality of these subjects. However, the analysis of this item did not supply significant information about its relationship to sexuality, for which reason, and with the clarity of presentation in view, this parameter has not been separately described. The same holds true for religion, although these variables are not a priori excluded as significant factors in sexual behavior. It should be pointed out, in the context of our methodological approach, that about two-third of the subjects in our study, although randomly sampled, had been medically followed for several years by one of the authors.

The age and profession of the subjects are given in Table 1. As can be seen, the greatest number of patients (161 or 63.88%) was in the age group between 56 and 70 years. Almost an equal number of subjects were in the younger age group (31) and in late adulthood (29). The professional structure of this sample shows that most of the subjects (31.74% and 30.15%) were employed, and it reflects rather closely the distribution of these categories in the population.

Within the groups, there are no significant percentual differences in age. With the intention of assessing the workload of the patient, the number of children, in addition to the subject's profession, was taken into account as an important factor (Table 2). Most of the subjects (73.41%) have one or two children, while only

Table 1. Age structure and main professions in 252 probands

Years of Age	Number	PROFESSION			
		Farmers	Workers	Housewives	Clarks
46–50	14	3	4	5	2
51–55	17	2	7	4	4
56–60	43	7	9	11	16
61–65	62	15	29	9	9
66–70	56	11	17	5	23
71–75	31	5	8	7	11
≥76	29	4	6	8	11
Total /N/	252	47	80	49	76
%		18.65	31.74	19.44	30.15

Table 2. Number of live infants and age of menarche and last menstruation in relation to main professions

Profession	Number of Infants			Menarche			Last Menstruation			Total
	0	1–2	3–4	≤ 11	12–14	> 15	≤ 45	46–50	51–55	
Farmers	3	36	8	1	42	4	3	16	28	47
Workers	11	51	18	5	63	12	8	32	40	80
Housewives	4	36	9	14	32	3	3	12	34	49
Clarks	5	62	9	21	51	4	6	9	61	76
Total /N/	23	185	44	41	188	23	20	69	163	252
%	9.12	73.41	16.26	74.60	9.12	7.93	27.38	64.68	100.0	

17.46% have 3 or 4 children. Within the professional groups, manual laborers have proportionately more children (22.5% more) in relation to the other three professional categories. However, faced with the question of whether the children are a problem in the family, it is interesting to point out that we received a positive reply (34% and 42%) form last two categories.

An analysis of menstrual cycles showed that the beginning and the end of generative physiology lies, in the greatest number of cases, between the ages of 12 and 14 (74.60%), and 51 and 55 (64.68%), respectively. It is conspicuous that a relatively greater number of patients with menarche before 11 years of age came from the group of housewives and office workers, which is understandable considering the living conditions in these categories. The same thing can be stated about the menopause. With these two subject categories, the last menstruation happened after 51 years of age in 69.38%, i.e., 80.26% of cases. Globally speaking, a relatively high percentage of early menopause (27.38%), before the 50th year of life, can be explained by the fact that most of these subjects were born between 1915 and 1930, and by the fact that among them there are 22 with castrational menopause.

Although the first coitus cannot always be related to later sexual behavior, except in certain cases (rape, brutality, unpleasant experience), we have analyzed this parameter in our subjects. As can be seen in Table 3, most of the subjects (38.5%) had their first sexual intercourse between 19 and 25 years of age. The next most numerous group is the one with sexual activity after 26 (31.34%). It can further be

Table 3. Age span covering the first and the last intercourse in relation to basic professions in 186 couples

Profession	First Intercourse				Last Intercourse							Total
	≤13	14–18	19–25	≥ 26	<40	41–45	46–50	51–55	56–60	61–70	> 71	
Farmers	1	17	23	6	1	3	4	12	19	6	2	47
Workers	2	21	43	14	3	1	9	32	30	4	1	80
Housewives	1	13	16	19	0	1	5	21	18	3	1	49
Clarks	3	18	15	40	1	1	12	29	31	2	0	76
Total /N/	7	69	97	79	5	6	29	94	98	15	4	252
%	2.77	27.38	38.5	31.34	1.98	2.38	11.50	37.30	38.88	5.95	1.58	100.0
Men					∅	∅	13	15	59	71	28	186
%							6.98	8.06	31.72	38.17	15.05	100.0

noted that the first two professional categories prevail in the sample (104 or 41.26%). This can be explained by a different mode of living and earlier marriage. The second part of the table shows that sexual activity ends between ages 51 and 55 in 37.30% subjects, i.e., in 39% between 56 and 60 years. A small number of subjects maintains sexual activity after 61 years of age (19 or 7.53%). At first sight, a relatively great number of subjects (41, 16.26%) had their last sexual activity before the age of 49. However, it should be borne in mind that the sum includes 22 persons with an artificial menopause and 19 widows. It is interesting to note that out of 29 widows, 19 of them definitely ended sexual activity with the loss of spouse. The lower part of the table shows how the sexual activity of 186 marital partners also gradually diminishes, but continues a while longer than with the women. In the age group between 61 and 71 years, sexual activity continues, regardless of its quantitative and qualitative characteristics. Questions related to sexual interests and pleasure are given in Table 4. Half of our patients had a normal sexual desire, but only 41% had orgasm. Notably, these two functions are almost parallel. Out of 252 female subjects, 102 (40.5%) had more or less diminished sexual desire, and almost the same percentage (38.5%) had occasional incomplete orgasm. A lesser number (20.6%) had never experienced orgasm, while 24 (9.5%) patients had increased sexual desire during menopause. It can be further noticed that 59 (23.41%) subjects had unpleasant sensations during sexual intercourse (tension, parasthesia, disgust, inexplicable fear), while 66 (26.19%) of them developed algopareunia of varying intensity and location. If the number of these subjects is compared with the number of those with diminished sexual desire and occasional or incomplete orgasm, then the relatimship of these phenomena is obvious. Sexual drive with no pleasure leads to dyspareunia, algopareunia, and other mentioned sensations during the act itself. This phenomenon, permanently present in some marriages, leads, among other reasons, to the woman's early withdrawal from sexual activity, and to the „distancing" of the marital partner.

In order to find out certain factors that could explain, to an extent, some deviations in our subjects' sexuality, in addition to occupation and the number of children, we also analyzed the economic status of these families. Particular attention was paid to the existence of separate sleeping rooms and to the basic requirements of a normal life. As can be seen, 90% of the subjects had satisfactory socio-economic status.

The duration of the menopause at the time of the inquiry is given in Table 5. In the majority of the subjects (66 or 65.87%), the menopause lasted between 6 and 15

Table 4. Intimate experience of sexual desire and intercourse and social status of the probands

Profession	Sexual Desire			Orgasm			uncofortable sensation	algopareunia	Social Status			Total
	normal	decreased	increased	complete	occosionally partly	absent			good	medial	poor	
Farmers	18	24	5	9	26	12	13	17	29	13	5	47
Workers	34	39	7	27	35	18	26	29	26	43	11	80
Housewives	29	16	4	24	17	8	9	12	36	11	2	49
Clarks	45	23	8	43	19	14	11	18	41	28	7	76
TOTAL /N/	126	102	24	103	97	52	59	66	132	95	25	252
%	50.0	40.47	9.52	40.87	38.49	20.63	23.41	26.19	52.38	37.69	9.92	100.0

correct "CLERKS" in Table

years, this being in correlation with their ages. Sixty women (23.80 %) had longer, and only 26 (30.31 %) had shorter durations of menopause. The distribution of the number of intercourses before they ceased indicates that one third of the subjects (33.33 %) had only one intercourse a week. Almost an equal number had 2 to 3 intercourses a week and 15.87 % of the subjects had one intercourse a month. One fifth had intercourse once in several months, while 13 % were sexually active almost evey day (5–7 times a week). This group involved the subjects with a shorter duration of menopause, that is, the younger subjects. Generally speaking, in about two-thirds of the subjects sexual activity faded geradually.

As for the reasons for the cessation of sexual activity, Table 6 shows the functional reasons to be the most frequent, specifically: discontent and discord between the partners, functional disturbances, old age, children's ages, etc.. The patients operated on (14 of them with radiation therapy) gave the following reasons: fear, shorter vagina, pain, and inability to perform the sexual act. Algopareunia was found in 66 (26.2 %) patients, and back pains in 59 (23.5 %) patients. It should be borne in mind that a number of the subjects cited more than one sexual disorder. In all subjects, gynecological and other medical tests are

Table 5. Duration of menopause throughout the study and number of intercourses in a year prior to sexual life ceasing

Duration of Menopause	N	%	Number of Intercourses per week and per month				
			5–7×	2–3×	1×	1 a month	rarely
0– 5	26	/10.31/	6	10	0	2	0
6–10	89	/35.31/	19	21	36	9	4
11–15	77	/30.455/	8	11	31	14	13
16–20	33	/13.09/	0	2	7	10	14
21	27	/10.71/	0	0	2	5	20
	252	/99.97/	33	44	84	40	51
%		13.09	17.46	33.33	15.87	20.23	

Table 6. Reasons for ceasing sexual activity

Operation	Sexualy-unsatisfied	Algopareu-nia	Saccralgia	Functional Disorders	Discordans with the partner	Age, shame grown-children other
22	111	66	59	79	39	27
8.7 %	44.0 %	26.2 %	23.5 %	30.5 %	15.5 %	10.7

Table 7. The established anatomic and functional changes in 252 probands

Anatomical changes		Functional disorders		
Hypotrophya	Stenosis vaginae	Craurosis	Vertebral changes	Dystonio neurovegetative
238	47	19	33	138
94.5 %	18.6 %	7.5 %	13.0 %	54.8 %

important (Table 7). Almost all the subjects (94.5%) had hypotrophic-atrophic alterations of the genital organs. More serious organic alterations (stenosis vaginae, craurosis vulvae) were discovered in a little over one fourth (26.1%) of the cases. Spinal problems or osteoporosis of minor or higher degree were described in 13% of the subjects. Aside from the mentioned hypotrophic changes of the vaginal epithelium, no objective findings were obtained in 54.8% of the cases, for which reason these patients were classified in the neuro-vegetative dystonia group. Such gynecological and other findings, as can be seen, correlate to some degree with the cited reasons for the discontinuation of sexual activity.

Commentary

As was pointed out in the Introduction, sexual instinct is one of the human functions influenced by numerous factors. Many studies have been conducted with the aim of determining the dependence of sexual behavior on socio-economic status (9, 20, 18), hormone factors (1, 21, 2, 3), health condition (14, 8, 13), drug consumption (5, 24), marital status (25, 6, 19), and most of all on age (22, 17, 16, 11, 10). Each of these, as well as many other studies, contribute to a better understanding of sexual behavior, especially of women. We can conclude from these studies, in spite of the disadvantages (a small sample, different approaches and data processing, cross-sectional studies, etc.), that almost all the authors more or less agree on the following: 1) sexual desire and activity are directly or indirecty influenced by the given factors; 2) with old age, these activities progressively diminish, this occorring much earlier in women than in men; 3) natural or artificial menopause is, due to estrogen deficiency, sooner or later accompanied by local or general disorders which could be one of the reasons for the sexual inactivity of women; 4) at a later age, sexual activity is rather a consequence of the earlier rhythm of sexual relations than of the existing hormonal status.

The data for our subjects indicate that menopause occurred in somewhat less than two thirds (64.68%) of the cases at the age of 51–56 years. The relatively high percentage (27.38%) of earlier menopause (at 50 years of age) is, aside from the mentioned reasons, caused by the age of the patients. In comparison with the previous statistics, the length of the reproductive period has changed over the past two or three decades in favor of the woman (12, 15). Although no firm conclusions can be reached on the basis of the data about the influence of socio-economic factors on the appearance of menopause and, consequently, on further sexual activity, the fact that early menarche and late menopause occur, respectivaly in housewives and in working women undoubtedly indicates the interrelatedness of these occurrences. Sexual activity, depending on the duration of the menopause, ended gradually in the majority (76.19%) of our subjects aged 51 through 60 years. However, a small number (7.53%) had sexual intercourse at a later age. The data of other authors also indicate that in this period, and in the period after the age of 61, sexual activity ranges from 0 to 33.3%, depending on the status of married, divorced, or widowed (11, 7, 10).

Our data, beside indicating the fact that sexual activity (in healthy persons) diminishes gradually, also show that this activity is correlated with both the subjective feelings of the woman and with the sexual behavior of her partner. Generally speaking, women with a fulfilled sexual drive and with a suitable partner (marital or extramarital), all other conditions being conducive (socio-economic, health, etc.) continue their sexual activity into late old age.

From the gynecological point of view, the woman's sexual inactivity is only partially a consequence of the pathological changes that occur during menopause, especially in its later stage; that is, remembering that organic change (stenosis vaginae, araurosis, changes of the spine)[2] existed in only 39 % of the cases. On the other hand, subjective difficulties were in the greatest percentage correlated to a lack of objective reasons for their manifestation. As was already said, if the sexual drive is not satisfied, algopareunia, low-back pain, and disagreement with the partner occur, causing the exacerbation of these and of all other forms of sexual dysfunction. These, along with other extragenital disorders connected to inadequate sex life are known in gynecological practice. Ignorance about them leads the physician to uncertainty and the patient to an aggravation of the non-existent disease, thus promoting neuroses. These symptoms inevitably become worse in perimenopause due to well known disorders, thus creating a vicious circle: sexual dysfunction → menopause → abstinence → dysfunction. Sexually active and satisfied women, however, experience menopause as a normal episode in life which has absolvtely no influcene on their sexual behavior.

The later period of menopause (5–10 years) is accompanied by well-known anatomic alterations (epithelial atrophy, decreased elasticity and vascularization, changes in neuro-muscular elements) and simultaneous phenomena (colpitis senilis, irritation, injuries during intercourse, weakened and more difficult orgasm), which altogether undoubtedly have bearing on sexual behavior. Our study and studies by others show that not so many women have „normal" sexual relations in this period (50–60 years of age) or after it. This fact itself poses a question about the role and significance of estrogen and of other steroids in sexual function and behavior. Without going into detail about the relation and correlation between sexual behavior and steroid hormones, or on a number of contradictory data in connection with the influence of these hormones on sexual function in the aged (1, 21, 23), we can generally say that ovarian steroids are necessary for providing the reproductive-affective instinct in females during the reproductive period. In the period of menopause, their presence is undoubtedly desirable, but not required. The truth of this statement is best illustrated by the findings of Bachman et al. (1) and Marten (17), who all say that the mentioned alterations are not as strongly manifest in women in menopause who have more frequent sexual intercourse. Women content with sexual activity and functioning in youth will maintain the attitude in older age.

With all these facts in mind, and in the context of the gynecological approach to this problem, we can conclude the following: 1) Through sexual education as part of general culture and through the nurturing of a high ideal of love between partners, free of every taboo, we will enforce sexual desire, behavior, and sexual instinct. 2) By correcting or substituting ovarian hypofunction or afunction throughout menopause, we will enable, in the light of modern therapy, normal continuation of the sexual function, along with the preservation of other functions and the vitality of the organism. 3) Our aim is to preserve the psychophysical integrity of an individual as an indispensable factor in the manifestation of the sexual instinct, throughout

---

[2] Concerning changes mostly connected with steroid hormones deficiency

life. 4) Finally, we stress that humans are born with, live and die with a sexual drive, and that the sexuality of the elderly is but an aspect of their entire life.

Summary

After a brief presentation on sexual instinct and its close correlation to CNS and endocrine glands, the methodology of the work is expounded. This study encompasses 186 married couples, 29 widows and 37 divorcees. The age of the subjects was between 46 and 78 years. The analysis covered the following parameters: socio-economic status, menstruation period, elements of sexual behavior, and gynecological status.

Analysis of the socio-economic factors gave no significant data on their role in the menstrual rhythm or in sexual behavior. Sexual activity ceased in two thirds of the cases between 51 and 60 years of age, and only in 7.53 % after the age of 61 years. A certain correlation was noted between the given subjective reasons for this cessation of all sexual activity and the gynecological findings. The reason for sexual inactivity was of organic nature in 39 % of the cases, while in other cases, sexual disorders of a functional nature were a the core.

In conclusion, the importance of sexual instinct in the human is underscored and measures are suggested for continuing sexuality in old age.

References

1. Bachman G and Leiblum S (1981) Sexual expression in menopausal women. Med. Aspects Hum. Sexuality, 15: 96b
2. Bancroft J (1980) Endocrinology of sexual function. Clin Obst. Gynecol. 7: 253
3. Bancroft J and Wu F (1983) Changes in erectile responsiveness during androgen replacement therapy. Arch Sexual Behav. 12: 59–66
4. Binet A (1953) L'instinct sexuel chez la femme. Encyclopedie Medico-Chirurgicale, Paris 802–Bao, p–1
5. Buffman J, Smith D, Moser C, Apter M, Buxton M and Davison J (1981) Drugs and sexual function. Sexual Problems in medical Practice (Leif H, Ed.). American Medical Association, Monroe, Wisconsin, 211–242
6. Butler R and Lewis M (1983) Sexual frustrations of older women. Med. Aspects Hunan Sexuality, 17: 65–78
7. Christensen C and Gagnon J (1965) Sexual behavior in a group of older never married women. J. Geriat. Psychol. 20: 351–56
8. Dinulovic D and Radonjic G (1989) Diabetes Mellitus and Infertility in Men. ARTA – Ed. Hafez, pp. 488 (in print)
9. Flint M (1980) Cross-cultural factors that affect age of menopuase. In: Consensus on Menopause Research. Proceedings of the First International Congress on Menopause. University Park Press, Baltimore, 73–85
10. Fordney DS (1986) Female sexuality during and following menopause. In: Luigi Mastroianni Jr, C Alvin Paulsen (eds.) Aging, Reproduction and the Climacteric. Plenum Press, New York-London, 229–40
11. George LK and Weiler SJ (1981) Sexuality in Middle and Late Life. The Effects of Age, Cohort and Gender. Arch. Gen Psychiatry, Vol. 38, 919–23
12. Hammond CB and Maxson WC (1982) Current status of estrogen therapy for the menopause. Fertil Steril. 37, 5–25
13. Harris R, Good R and Pollack L (1982) Sexual behavior of gynecologic cancer patients. Arch. Sexual Behav. 8, 459

14. Jansen S (1981) Diabetic sexual dysfunction. A comparative study of 160 insulin-treated diabetic men and women and an age matched control group. Arch. Sexual Behav. 10, 493–504
15. Kase N (1986) Estrogen deprivation: The Physiology, Pathophysiology and Informed Management of Female Menopause or Castration. In: Luigi Mastroianni Jr, C Alvin Paulsen (eds) Aging, Reproduction and the Climacteric. Plenum Press, New York-London, 263
16. Mancini J (1983) Strengthening marital relationship of older adults. Med. Aspects Hum. Sexuality, 17: 77–96
17. Marten C (1981) Factors affecting sexual functioning in 60–79 year old married males. Arch. Sexual Behav. 10: 399
18. Masters WH and Johnson VE (1966) Human Sexual Response, Vol. 1., Little Brown and Comp., Boston, pp 223
19. Masters, WH and Johnson VE (1970) Human Sexual Inadequacy, Little Brown and Co., Boston
20. Pattison E (1983) When an adult's parent remarry. Med. Aspects Hum. Sexuality, 17: 60
21. Persky H (1983) Psychosexual effects of hormones. Med. Aspects Hum. Sexuality, 17, 74–97
22. Pfeiffer E and Davis GC (1972) Determinants of sexual behavior in middle and old age. J. AM. Geriatr. Soc. 20: 151–58
23. Sorrell P and Sorrell L (1984) Male sexual dysfunction linked to wife's menopause. Sexuality Today, 7: 33, 1–3
24. Thurer R and Thurer S (1982) Sex after coronary bypass surgery. Med. Aspects. Hum. Sexuality, 7: 68
25. Verwoelt A, Pfeiffer E and Wang H (1969) Sexual Behavior. Senescence Geriatrics, 24: 137–44

Author's address:
Prof. Dr. D. Dinulovic
Universität Belgard
Durnitorska 4
11000 Belgrad
Jugoslawien

Sexualität und Altern:
Die „nacheheliche" Perspektive – Erleben und Verhalten geschiedener und verwitweter Frauen

I. Fooken

Psychologisches Institut, Universität Bonn

Problemstellung

Die häufig vorgenommene sprachliche Koppelung von „Partnerschaft und Sexualität" scheint für die Personengruppe partnerloser älterer Frauen zu suggerieren, daß Sexualität im Alter ohne Partnerschaft kaum gelebt werden kann. Auch die betroffenen Frauen haben sich zumeist diese Ansicht zu eigen gemacht. Hierzu ein Zitat einer „postmaritalen" Frau, partnerlos und etwa 65 Jahre alt:

Auf die Frage „Haben Sie jetzt manchmal Lust auf Sexualität?" sagt sie leise und stockend: „Wenn ich meinen Mann hätte: Ja – Ja – im Grunde – weil man eben lernt, sich – sich anders einzurichten und andere Dinge – den Tag zu verbringen, nicht – das ist einfach – das existiert nicht mehr, nicht. – Das geht überhaupt – ohne Gegenüber ist es ja ohne Bedeutung –. Es ist noch da, ja. – Aber Sie können nicht mehr [lächelnd] radfahren, wenn Sie kein Fahrrad haben!" (aus: 8, S. 287).

Anders faßt es ein alter Spruch der „neuen Frauenbewegung"; er lautet: „Eine Frau ohne Mann ist wie ein Fisch ohne Fahrrad". Mehrheitlich hätten sicherlich die im Rahmen unserer Studie befragten Frauen, welche die Erfahrung des Partnerverlustes erlebt hatten, nicht zugestimmt. Manche Frauen fühlten sich mehr wie ein Fisch ohne Mit-Fisch, manche gar wie ein Fisch ohne Wasser oder wie ein Fisch, dem drohte, das Schwimmen abhanden zu kommen. Manche aber konnten nun auch, quasi ohne Behinderung durch ein ihrem Element nicht gemäßen und unnützen Vehikel, endlich einmal richtig schwimmen lernen.

Methoden und Stichprobe

Die hier im folgenden dargestellten Ergebnisse stammen aus einer größeren Studie mit dem Titel „Human Sexuality and Aging", einer Studie, die von der WHO Kopenhagen finanziert und unter Leitung der Autorin am Psychologischen Institut in Bonn von 1986 – 1988 durchgeführt wurde (vgl. 3). Ziel der Untersuchung war es, zunächst einmal deskriptiv die Vielfalt möglicher sexueller Ausdrucksformen im Alter zu erfassen und sodann Verlaufsmuster sexueller Entwicklung und sexueller Themen über die Lebensspanne hinweg zu identifizieren. Aus verschiedenen Gründen, nicht zuletzt angesichts der zahlenmäßigen Dominanz der Frauen in der Altenpopulation, lag der Schwerpunkt des Forschungsinteresses auf der Erfassung weiblicher sexueller Entwicklung. Dabei favorisierten wir eine eher „weite" Definition von Sexualität als „die Fähigkeit des Individuums, Lust

aufgrund intimer physischer Kontakte" (4) zu empfinden. Ein derartiges Verständnis von Sexualität geht davon aus, daß intime physische Kontakte grundsätzlich auch außerhalb von festen Partnerschaften stattfinden können, also z.B. in flüchtigeren Beziehungen, in autoerotischen Kontakten etc., und somit brauchten wir die große Gruppe alleinstehender älterer Frauen nicht auszuschließen. Hingegen konnten wir damit Aspekte der von Butler und Lewis (1) so genannten „Zweitsprache der Sexualität" miteinschließen, als da wären Intimität, Zuneigung, Sinnlichkeit, Zärtlichkeit, erotische Phantasien, Träume etc.. Wir ordneten dabei die erhaltenen Informationen insgesamt fünf verschiedenen Indizes mit sexueller Valenz bzw. mit indikativem Stellenwert für „Sexualisation" zu:
- sexuelle Aktivität,
- sexuelle(s) Interesse/Bedürfnis/Motivation,
- sexueller Genuß/sexuelles Lustempfinden,
- Kenntnis sexueller und körperlicher Bedürfnisse,
- sexuelle Selbstbestimmung.

Gerade im Rahmen der Erfassung sexueller Karrieren von Frauen erschien diese Differenzierung sinnvoll, da die verschiedenen Indizes durchaus unterschiedlich ausgeprägt sein können, z.B. als Diskrepanz zwischen Aktivität und Interesse oder als Abweichung von Aktivität und Selbstbestimmung.

Unser Ansatz war biographisch orientiert; wir fragten in qualitativen Interviews sowohl nach Aspekten der psychosexuellen Entwicklung in Kindheit und Jugend (z.B. Selbstverständnis im Umgang mit Körperlichkeit) als auch nach Einstellungen, „Wissen", Bewertungen und sexuellen Ausdrucksformen in Vergangenheit, Gegenwart und Zukunft. Die Stichprobe bestand dabei aus 60 Frauen der Geburtsjahrgänge 1906–1936; im Erhebungszeitraum 1987 gab es drei gleichgroße Altersgruppen: die der 50–59jährigen, der 60–69jährigen und der 70–79jährigen (vgl. Abb. 1). Im weiteren wird hier allerdings die Einteilung in „jüngere" (50–64 Jahre) und „ältere" Frauen (65–79 Jahre) verwendet. Darüber hinaus gab es eine weitere „Unterstichprobe" von n = 20 Ehepaaren der Altersgruppe 50 Jahre und darüber. Etwa die Hälfte der Frauenstichprobe gehörte der Mittelschicht an, je ein Viertel der unteren bzw. der oberen Mittelschicht. Die Gewinnung der Stichprobe lief vorrangig über „Multiplikatoren", die im weiteren Sinne im „Altenbereich" tätig waren. Die Ansprache erfolgte in der Regel durch eine von der potentiellen Versuchsperson für glaubwürdig befundene Person. Das Forschungsthema wurde nicht ausschließlich und isoliert als „Sexualität und Älterwerden" deklariert, sondern eingebettet in den gesamten Themenkomplex der Entwicklung von Zärtlichkeit, Körperlichkeit, Sinnlichkeit, Partnerschaft etc. über die Lebensspanne. Es wurde unsererseits immer wieder betont, daß wir damit nicht nur Personen, die besonders stark an diesen Themen interessiert waren, ansprechen wollten. Andererseits waren wir natürlich darauf angewiesen, daß die Versuchspersonen zumindest in einem bestimmten Ausmaß bereit waren, sich über diese intimen Aspekte ihrer Biographie zu äußern. Die Stichprobe ist sicherlich nicht repräsentativ. So überwiegen z.B. die Großstadtbewohnerinnen bzw. die Frauen, die im städtischen Einzugsgebiet wohnen; auch die Anzahl der Katholikinnen ist beispielsweise deutlich geringer als die Zahl der Protestantinnen. Insgesamt erscheint die Stichprobe dennoch nicht stärker verzerrt als vergleichbare Studien.

Die im Rahmen dieses Beitrages präsentierten Ergebnisse beziehen sich allerdings wiederum nur auf eine Untergruppe der Frauen mit nachehelicher Erfahrung (n = 39), d.h. Frauen, deren erste Ehen zu unterschiedlichen Zeiten in ihren individuellen Biographien aufgelöst wurden. Davon waren 25 Frauen in erster Ehe verwitet, 14 Frauen waren geschieden. Berücksichtigt man die Altersverteilung, so wird deutlich, daß ca. zwei Drittel der Frauen mit „postmaritaler Erfahrung" zur Gruppe der „älteren Frauen" gehörten. Unter den geschiedenen Frauen überwogen die „jüngeren", unter den „älteren" die verwitweten. Zehn Frauen gingen eine zweite Ehe ein, davon waren zwischenzeitlich wiederum zwei geschieden und fünf verwitet.

Zur Darstellung und Verrechnung der Daten:

Die hier dargestellten Ergebnisse beruhen zum einen auf prozentualen Angaben der Häufigkeitsverteilungen in den einzelnen Variablen. Aus Gründen einer größeren Prägnanz sind dabei die zumeist vierstufigen „Rating-Skalen" in der Regel dichotomisiert worden. Die Bestimmung von signifikanten Merkmalszusam-

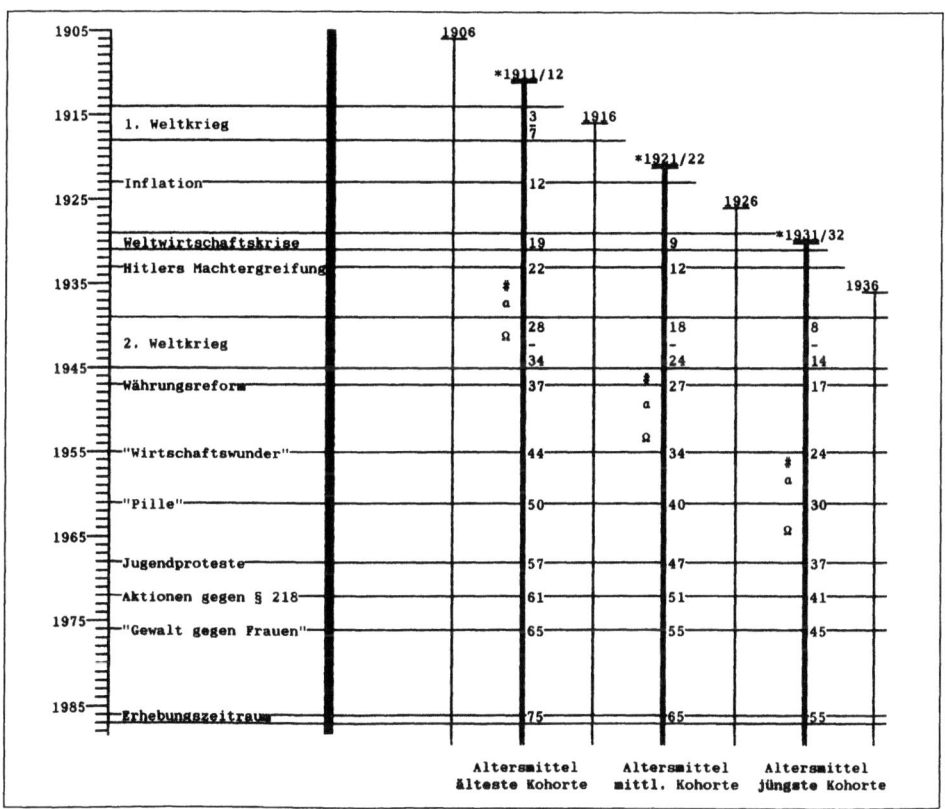

* Geburt
\# Hochzeit
α Zeitpunkt Geburt erstes Kind
Ω Zeitpunkt Geburt letztes Kind

Abb. 1. Zeitgeschichtliche Rahmendaten für die drei Geburtskohorten der WHO-Studie

menhängen geschah, entsprechend dem eher qualitativen Niveau der Daten, mit Hilfe von Chi-Quadrat-Tests. Dabei wurden auch tendenziell signifikante Zusammenhänge miteinbezogen (p = 0,05–0,099). Zur Bestimmung multivariater statistischer Zusammenhänge wurde schließlich auch das Verfahren THETA-AID eingesetzt (vgl. 6).

Ergebnisse

Erleben und Verhalten in der „unmittelbaren" postmaritalen Zeit

Zum Verständnis der im folgenden referierten Ergebnisse wird darauf verwiesen, daß mit „postmaritalem Erleben und Verhalten" der Zeitraum bis zu ca. fünf Jahren nach Auflösung der Ehe gemeint ist. Dieser Zeitraum liegt gerade für die älteren Versuchspersonen schon etliche Jahre, zum Teil Jahrzehnte zurück. Die Aussagen zum sexuellen Verhalten und Erleben der postmaritalen Frauen sind somit nicht in jedem Falle gleichbedeutend mit dem aktuellen Erleben und Verhalten, d.h. die aktuelle Lebenssituation im Alter weicht unter Umständen durchaus stark von der hier referierten „postmaritalen" ab.

Häufigkeit bestimmter Erlebens- und Verhaltensaspekte:

Erotische Beziehungen

– Betrachtet man zunächst den Aspekt des Vorkommens und der Anzahl erotischer Beziehungen in der Zeit nach Auflösung der ehelichen Beziehung und klammert zunächst die Beziehungen aus, die wiederum zu einer erneuten Eheschließung führten, sich also nur auf den späteren Ehemann bezogen, dann hatten 49 % der Frauen keine erotischen Beziehungen mehr; 31 % berichteten von einer einzigen Affaire, 20 % gingen zwei bis maximal zehn erotische Beziehungen ein.
– Bezüglich der sexuellen Ausrichtung und der Dauer der aufgenommenen Beziehungen ist zu konstatieren, daß alle Beziehungen heterosexuell orientiert waren und zu je einem Drittel etwa ein Jahr, zwei bis fünf Jahre bzw. sechs und mehr Jahre dauerten.
– Fast alle Frauen, die in dieser Zeit erotische Beziehungen unterhielten, schätzten sowohl die Bedeutung von Zärtlichkeit als auch die von Sexualität in diesen Beziehungen hoch ein, wie überhaupt der Tatsache der Existenz einer solchen Beziehung ein sehr hoher Stellenwert eingeräumt wurde; dementsprechend erlebte und äußerte auch nur ein kleiner Teil der Frauen ambivalente Gefühle angesichts der moralischen Bewertung solcher nicht „offiziell" legitimierten Beziehungsformen.

Erleben von „Begehrtheit"

– Betrachtet man die gesamte Gruppe der Frauen mit postmaritaler Erfahrung, so erscheint es interessant, daß alle Frauen sich in irgendeiner Form und zu irgendeinem Zeitpunkt als „Objekt von Begehrtheit" erlebt haben; für 60 % galt dies in besonderem Maße. Fragt man nach den Umständen, in denen „Begehrtheit" empfunden wurde, so beziehen sich die Frauen zumeist auf Situationen des Flirtens. Obwohl die meisten Frauen im Interview sehr offen darüber sprachen, selber durchaus aktiv flirteten und dies auch als angenehm in Erinnerung hatten, legten sie gleichzeitig auch großen Wert darauf, sich selbst nicht als primär initiativ in diesem Vorfeld erotischer Spannungen zu beschreiben: So scheint das Thema eigener Begehrlichkeit möglicherweise tabuisiert zu sein. Ähnlich heikel war auch die Thematisierung von Küssen und Petting für die Mehrheit der Frauen.

Geschlechtsverkehr

– Bezieht man alle Frauen, also auch die, deren postmaritale Beziehungen in eine zweite Ehe führten, mit ein, so berichteten 62 % der Untersuchungsgruppen von koitaler Aktivität in der postmaritalen Zeit; dies heißt aber auch, daß 38 % der Frauen nach Auflösung der Ehe (und teilweise ja auch schon längere Zeit in der noch bestehenden Ehe) keinen Geschlechtsverkehr mehr praktizierten.
– Fast alle Frauen mit berichteter koitaler Aktivität schätzten diese Variante sexuellen Verhaltens positiv ein; dennoch war auch dieser Bereich ein Tabuthema, zu dem auch im Interview die Informationen eher zögerlich und verschämt gegeben wurden.
– Betrachtet man die Sexualpartner des ersten „postmaritalen Koitus", dann erweist sich dieser in 17 % als der spätere Ehemann, in 17 % als „große Liebe", bei 44 % handelte es sich um einen guten Freund, und nur 22 % hatten eine eher rein sexuell motivierte kurze Affaire.

Manifestationsformen postmaritaler Sexualisierung

– Berücksichtigt man den Aspekt der sexuellen Aktivität, so erweisen sich 24 % der Frauen mit postmaritaler Erfahrung als vollkommen inaktiv in dieser Zeit (und zumeist auch später); 48 % äußerten eine eher geringe Rate eigener sexueller Aktivität und nur 29 % schilderten sich als durchaus aktiv und initiativ. In diesem Zusammenhang erscheint es sinnvoll, kurz auf die praktizierten Formen sexueller Aktivität hinzuweisen: Bei den insgesamt dreißig Frauen, die überhaupt Ansätze sexueller Aktivität zeigten, bezieht sich diese Einschätzung bei einigen ausschließlich auf Masturbation (12 %), sieben Frauen praktizierten Geschlechtsverkehr, einschließlich Streicheln und Küssen mit einem oder zwei gut befreundeten männlichen Partnern, und die restlichen Frauen praktizierten neben koitaler Sexualität mit einem oder mehreren Freunden auch noch Masturbation.
– Betrachtet man die Äußerungen, die sich auf das sexuelle Interesse beziehen, dann wird eine Diskrepanz zur sexuellen Aktivität deutlich: 45 % der Frauen erweisen sich in dieser Zeit als sexuell motiviert, 55 % hingegen brachten eher ein geringes bzw. gar kein Interesse zum Ausdruck.

- Sowohl die Fähigkeit zum sexuellen Lustempfinden als auch das Wissen um eigene körperliche und sexuelle Bedürfnisse stellen sich als vergleichsweise groß dar; ca. 80 % der Frauen äußern in diesem Sinne Genuß und Kenntnisse.
- Anders wiederum ist der Aspekt der sexuellen Selbstbestimmung zu bewerten: Hier erleben 56 % der Frauen Barrieren in bezug auf die Umsetzung ihrer eigenen sexuellen Vorlieben oder Abneigungen. Dies bezieht sich beispielsweise auch auf die von den Frauen der gesamten Gruppe häufig geäußerte Schwierigkeit, in entsprechenden Situationen „nein" sagen zu können.

Partnerschaftswünsche partnerloser Frauen

- Wir fragten die Frauen ohne nacheheliche erotische Beziehungen auch danach, ob und wenn ja, welche Beziehungsform sie sich gewünscht haben oder hatten. Dabei wünschte sich nur eine Frau gar keine Form der Partnerschaft mehr, eine andere akzeptierte ausschließlich eine Wiederheirat. 32 % dieser Frauen hätten sich am liebsten eine platonische Freundschaft/Gefährtenschaft mit Elementen von Zärtlichkeit gewünscht, aber ohne andere Formen des sexuellen Ausdrucks; 23 % hatten sich nach einer erotisch-romantischen Beziehung mit Küssen, Zusammensein, Flirts und Zärtlichkeit gesehnt, aber ohne koitale Sexualität, und die verbleibenden 36 % hätten sich eine erotisch-sexuelle Freundschaft gewünscht, unter Einschluß koitaler Sexualität, aber ohne gemeinsames Zusammenleben, sondern in getrennten Haushalten.

Thema Wiederheirat

- Abgesehen von Aspekten nachehelicher Sexualität fragten wir die Frauen auch nach ihrer Einstellung zur Wiederheirat. Grundsätzlich war die Thematik einer erneuten Eheschließung für etwa zwei Drittel der Befragten bedeutsam. 40 % der Frauen sehnten sich in der unmittelbaren postmaritalen Zeit nach einer neuen, legitimierten Beziehung. Dabei fühlte sich die Mehrheit (72 %) auch vergleichsweise selbstbestimmt in dem Entscheidungsspielraum zwischen den Gründen für und gegen eine Wiederheirat. Folgende Gründe wurden pro Wiederheirat genannt (44 Nennungen, aufgeführt in der Rangfolge ihrer Gewichtung); „nicht allein sein" (32 %), „Liebe" (23 %), Demonstration von Gemeinsamkeit (14 %), Wunsch nach einer „normalen Familie" (19 %), höherer Status (9 %), entspricht sozialer Norm (7 %), Neuanfang (4 %), „Mußehe" weghen Schwangerschaft (2 %). Gründe kontra erneute Ehe (55 Nennungen): Schwierigkeiten in bestehender Partnerschaft (25 %), Streben nach Unabhängigkeit (22 %), Ablehnung der traditionellen Frauenrolle (16 %), Erwartung von Enttäuschungen (15 %), Erinnerung an ersten Ehemann (9 %), besser für das Wohl der Kinder (7 %), eigene berufliche Ambitionen (6 %).

Zusammenhangsmuster postmaritalen Erlebens und Verhaltens

Die bivariaten Zusammenhangsanalysen der hier beschriebenen Variabeln zur Erfassung postmaritalen Erlebens und Verhaltens verweisen auf insgesamt vier relevante Merkmalskonstellationen:

(1) Das erste „Cluster" bezieht sich auf den Aspekt der Aufnahme nachehelicher erotischer Beziehungen. Im Vergleich mit ihren „zölibatären" Geschlechtsgenossinnen kann es als ein Charakteristikum der Frauen mit postmaritalen erotischen Beziehungen gelten, daß sie sich stärker „begehrt" fühlten und häufiger vom Vorkommen von Küssen und koitaler Aktivität berichteten. Interessanterweise gehörten sie häufiger zu den Frauen, die sich vergleichsweise wenig selbstbestimmt fühlten in bezug auf die Entscheidung für oder gegen Wiederheirat.

(2) In einem zweiten „Cluster" finden sich die Frauen, die einen starken Wunsch nach Wiederheirat äußerten (49%). Auch sie fühlten sich im Vergleich zu ihren eher heiratsunwilligen „peers" begehrt, praktizierten koitale Aktivität und attribuierten insgesamt dem ganzen Thema „Heirat" eine hohe Bedeutung.

(3) Wenn wir den Grad der „Sexualisation" als eine weitere Merkmalskonstellation in dieser Lebensphase betrachten, können wir die Frauen entsprechend einer starken oder eher geringen sexuellen Orientierung einteilen; andererseits muß noch einmal auf die Inkonsistenzen bezüglich der verschiedenen Varianten sexueller Manifestationsformen verwiesen werden. Auf der einen Seite des sexuellen Spektrums findet sich Evidenz für eigeninitiierte sexuelle Aktivität der Frauen, auf der anderen Seite hängen – vergleichsweise unabhängig von dem Ausmaß an Aktivität – die Aspekte der Fähigkeit zum sexuellen Genuß und die Kenntnisse körperlicher und sexueller Bedürfnisse eng miteinander zusammen; das sexuelle Interesse wiederum geht in einem mittleren Ausmaß sowohl mit Aktivität als auch mit „Genuß/Kenntnis" einher. Generell kann man sagen, daß sexuelle Motivation, „Lust" und „Kenntnisse", stärker ausgeprägt sind, als es das eher geringe Ausmaß eigeninitiierter sexueller Aktivität erwarten ließe. Um diese "Ungereimtheiten" noch zu verkomplizieren, muß darauf verwiesen werden, daß relativ viele der Frauen, die von koitaler Aktivität berichteten, wenig eigeninitiativ in ihrem Verhalten sind, sondern quasi nur „mitmachen". Dennoch kann man festhalten, daß bei etwa 29% der Gesamtgruppe vier der insgesamt fünf sexuellen Ausdrucksformen (Ausnahme; sexuelle Selbstbestimmung) einheitlich ausgeprägt sind, so daß man diese Untergruppe als deutlich „sexualisiert" bezeichnen kann; Sexualität hat(te) für sie einen zentralen Stellenwert in ihrem „postmaritalen Lebensraum", sie fühlten sich ausgesprochen „begehrt", genossen „Küsse" und praktizierten koitale Sexualität.

(4) Wie schon mehrfach angedeutet, steht keine der hier berücksichtigten Variabeln in einem systematischen Zusammenhang mit dem Grad sexueller Selbstbestimmung. Die Umsetzung eigener sexueller Ansprüche, Wünsche, Abneigungen etc. in konkreten Situationen der postmaritalen Phase ist kein generelles Charakteristikum, weder für die stark sexualisierten noch für die total abstinenten Frauen.

Der differentielle Stellenwert soziodemographischer Variablen auf postmaritales Erleben und Verhalten

Grundsätzlich ist bezüglich der Bedeutung einiger klassischer soziodemographischer Variablen, wie beispielsweise Alter und Familienstand, festzuhalten, daß eine gewissen Konfundierung vorliegen kann: So sind die verwitweten Frauen in der älteren Altersgruppe überrepräsentiert, die geschiedenen Frauen in der jüngeren.

Alter

- Im Vergleich zu der Gruppe „älterer" Frauen wiesen die „jüngeren" Frauen eine höhere Anzahl von Partnern auf, mit denen sie koitale Sexualität betrieben; zu Beginn ihrer postmaritalen Zeit tendierten sie dazu, Geschlechtsverkehr auch mit Gelegenheitsbekanntschaften auszuüben. Generell waren sie sexuell aktiver und motivierter, und sie fühlten sich tendenziell eher selbstbestimmt in der Umsetzung ihrer sexuellen Ansprüche und Vorstellungen.
- Im Vergleich zu der Gruppe „jüngerer" Frauen betonten die „älteren" Frauen stärker die hohe Bedeutung von Zärtlichkeit in der postmaritalen Phase; sie hatten entweder keinen oder maximal einen „koitalen" Partner, dieser war dann zumeist ein langjähriger Freund. Sie waren sexuell weniger aktiv und interessiert. Der von ihnen am stärksten akzeptierte Grund für Wiederheirat war das „Nicht-allein-sein-Wollen".

Die ermittelten Unterschiede in der Art und Weise des Umgangs mit der „postmaritalen Situation" zwischen "jüngeren" und „älteren" Frauen können nicht nur „familienstandsspezifisch" begründet, sondern durchaus als Ausdruck zeitgeschichtlicher Veränderungen verstanden werden, die – aufgrund weniger rigider Moralvorstellungen – auch einen weniger restriktiven Umgang mit Sexualität auch bei „partnerlosen" Frauen zwischenzeitlich erlauben. Darüber hinaus muß allerdings nochmals betont werden, daß hiermit nicht unbedingt gegenwärtiges psychosexuelles Erleben und Verhalten erfaßt wurde, sondern der sexuelle Erlebens- und Verhaltensspielraum in der postmaritalen Phase.

Anzahl der Kinder

- Unter den Frauen ohne postmaritale erotische Beziehungen waren interessanterweise fünf der sechs kinderlosen Frauen dieser Gruppe wohingegen bei den Frauen mit solchen Beziehungen die Mütter mit kleinen Familien (1–2 Kinder) überwogen.

Familienkonstellation in der Herkunftsfamilie

- In bezug auf den Stellenwert der Erfahrungen in der Herkunftsfamilie erscheint es erwähnenswert, daß die meisten der Frauen mit deutlich „sexueller Orientierung" in der nachehelichen Zeit entweder Einzelkinder oder ältestes Kind einer rein weiblichen Geschwisterreihe waren; darüber hinaus hatten viele dieser

Frauen in ihren Herkunftsfamilien die Erfahrung permanenter oder zumindest temporärer Vaterabwesenheit gemacht, d.h. sie sind über längere Zeit hinweg in rein weiblich dominierten Lebenskontexten aufgewachsen.

Familienstand

- In bezug auf den Familienstand wurde deutlich, daß die verwitweten Frauen weniger häufig eine Wiederheirat wünschten als die geschiedenen Frauen. Desgleichen waren sexuelle Aktivität und Interesse weitaus stärker charakteristisch für die geschiedenen als für die verwitweten Frauen.

Bildungsstand/sozioökonomischer Status

- Frauen mit höherer Schulbildung und einem höheren sozioökonomischen Status hatten bessere Chancen, Kenntnisse der eigenen sexuellen und körperlichen Bedürfnisse zu entwickeln als ihre weniger privilegierten Geschlechtsgenossinnen.

Antezedente biographische „Bedingungen" postmaritalen Erlebens und Verhaltens

Selbst wenn davon auszugehen ist, daß die Auskünfte über zeitlich distale biographische Entwicklungen in Kindheit, Jugend, vorehelicher Zeit und früher Ehe retrospektiv „verzerrt" sind, muß diese sogenannte Verzerrung dennoch als aktuelle „kognitive Repräsentanz" der früheren Erfahrungen ernst genommen werden; in diesem Sinne ist der Einfluß derartiger Erinnerungen auf die postmaritale Lebenssituation nicht zu unterschätzen.

Im folgenden wird zumeist nur jeweils die eine Ausprägung signifikanter Zusammenhänge verbalisiert. Es kann aber davon ausgegangen werden, daß der jeweilige „Umkehrschluß" in gleicher Weise zutrifft.

Kindheit

- Eine gewisse Selbstverständlichkeit psychosexueller Entwicklung in der Kindheit, d.h. die Möglichkeit, den eigenen Körper zu explorieren, muß als günstige Vorbedingung für die weitere Entwicklung von Kenntnissen eigener körperlicher und sexueller Bedürfnisse auch in der postmaritalen Zeit angesehen werden.

Jugend

- Das Gefühl, als Jugendliche attraktiv gewesen, d.h. in gewisser Weise auch mit „sex-appeal" ausgestattet gewesen zu sein, ist kennzeichnend für die (zahlen-

mäßig wenigen) Frauen, die sich in der postmaritalen Zeit als sexuell selbstbestimmt beschrieben.
- Interessant erscheint auch, daß diejenigen Frauen, die in der Adoleszenz ihren beruflichen Werdegang selbst bestimmen konnten, eher zu den postmaritalen Frauen gehörten, die nicht an einer Wiederheirat interessiert waren.

Sexuelle Initiation/voreheliche Zeit

Generell scheinen in dieser Lebensphase durchaus auch schon die Weichen für die Formen und Möglichkeiten psychosexueller Entwicklung nach Auflösung der Ehe gestellt zu werden.
- Diejenigen Frauen, die sich vorehelich als sexuell selbstbestimmt beschreiben (dies kann sowohl sexuelle Aktivität als auch selbstbestimmte Askese bedeuten), und diejenigen, bei denen das Thema Heirat einen extrem hohen Stellenwert hatte, finden sich häufiger unter den Frauen, die in der postmaritalen Phase keine erotischen Beziehungen (bzw. wenn, dann nur mit ihrem zukünftigen zweiten Ehemann) eingingen.
- Die Erfahrungen eigener sexueller Genußfähigkeit als auch die gute Kenntnis der eigenen sexuellen und körperlichen Bedürfnisse in der Zeit der sexuellen Initiation scheinen dazu beizutragen, daß zumindest diese Kompetenzen, d.h. Lusterfahrung und Kenntnisse, entweder beibehalten oder in der postmaritalen Phase zumindest wieder belebt werden können.

Frühe Ehejahre

- Die Erfahrungen, die in den frühen Jahren der ersten Ehe gewonnen wurden, machen deutlich, daß die in dieser Zeit erlangten Kenntnisse über sexuelle und körperliche Bedürfnisse auch über die Auflösung der Ehe hinaus Bestand haben.
- Interessanterweise gehören diejenigen Frauen, die ihre junge Ehe als sehr eng und harmonisch erlebten und die sich auch gleichzeitig als sexuell erfüllt (sexueller Genuß) charakterisierten, zu den Frauen mit hoher sexueller Selbstbestimmung in der postmaritalen Zeit, wobei die Selbstbestimmung sich häufig genug auf den „bewußten" Abbruch jeglicher Sexualität bezieht.

Auseinandersetzung mit „Generativität"

- Diejenigen Frauen, die den ausgeprägten Wunsch hatten, ihre Familienplanung nicht dem Zufall zu überlassen, sondern selbst zu bestimmen, gehörten eher zu den Frauen, die in der nachehelichen Zeit keine Wiederheirat anstrebten.

Konkurrente biographische „Bedingungen" postmaritalen Erlebens und Verhaltens

Als sogenannte „konkurrente Bedingungen" der postmaritalen Zeit sollen folgende Aspekte angesprochen werden:

Bedeutung vorheriger (geographischer) Trennungen

- Unter den Frauen, die in der nachehelichen Zeit sehr an einer Wiederheirat interessiert waren, erlebten viele die Erfahrung von temporären (geographischen) Trennungen in der ersten Ehe als sehr bedeutsam.
- Weiterhin fanden sich die Frauen mit Trennungserfahrung häufiger unter denjenigen Frauen, die in der nachehelichen Zeit stärker sexuell motiviert waren und sich ein relativ hohes Wissen ihrer sexuellen und körperlichen Bedürfnisse angeeignet hatten.

Ehekonflikte

- Waren die Beziehungen der Frauen stark durch das Thema Eifersucht aufgrund außerehelicher Affären des Ehemannes bestimmt, erwogen die Frauen in der nachehelichen Zeit deutlich weniger eine zweite Heirat.

Scheidung

- Ähnlich reagierten allerdings auch die Frauen, die nie an Scheidung gedacht hatten; auch sie wollten in der Regel nicht wieder heiraten.
- Hingegen waren die faktisch geschiedenen Frauen ausgesprochen interessiert an einer Zweitehe.

Verwitwung

- Wenngleich die Gesamtgruppe verwitweter Frauen im Vergleich zu den geschiedenen deutlich weniger „heiratsorientiert" war, galt dies vor allen Dingen für die Frauen, die auch langfristig dem Partnerverlust eine sehr hohe Bedeutung zuschrieben.
- Diejenigen Frauen, die auf Dauer gesehen nicht so stark vom Partnerverlust belastet waren, gehörten eher zu den Frauen, die nacheheliche erotische Beziehungen unterhielten.

Körperliche Veränderungen

- Diejenigen verwitweten Frauen, denen die Auseinandersetzung mit dem Partnerverlust relativ gut gelungen ist, fühlten sich weniger von gesundheitlichen Problemen belastet als die stark trauernden Witwen.

- Interessanterweise waren die Frauen, die nacheheliche erotische Beziehungen unterhielten, stärker beschäftigt mit dem Thema Gesundheit als die Frauen ohne Beziehungen dieser Art.
- Die Frauen mit der hohen sexuellen Selbstbestimmung in der postmaritalen Zeit setzten sich vergleichsweise stark mit ihrem eigenen Älterwerden auseinander.
- Die eher stark sexualisierten Frauen (hohe Aktivität, starkes Interesse, gute Kenntnisse) drückten eine positive Einstellung zu „Nacktheit" und ihrem eigenen Körper aus.

Bewertung und eigene Praxis „unkonventioneller" erotischer Beziehungen

- Diejenigen Frauen, die nacheheliche erotische Beziehungen unterhielten und eine Wiederheirat anstrebten, gehörten eher zu den Frauen, die eine Beziehung zu einem (anderweitig) verheirateten Mann unterhielten.
- „Postmaritale" Frauen mit erotischen Beziehungen äußerten grundsätzlich mehr Toleranz gegenüber lesbischen Beziehungen als ihre Geschlechtsgenossinnen ohne Beziehungen.
- Diejenigen Frauen, die in der nachehelichen Zeit deutlich stärker eigene sexuelle Aktivität zum Ausdruck brachten, beurteilen Beziehungen zu jüngeren Männern positiver; hinsichtlich ihrer eigenen sexuellen Orientierung nehmen sie neben einer überwiegenden heterosexuellen Orientierung auch ansatzweise bisexuelle Elemente an sich wahr.

Sexuelles Ausdrucks- und Anregungsverhalten über die Lebensspanne

- Grundsätzlich haben diejenigen Frauen mit nachehelichen erotischen Beziehungen und dem Wunsch nach Wiederheirat zeit ihres Erwachsenenlebens einen hohen Wert auf Zärtlichkeit gelegt.
- Die postmaritalen Frauen, die hohes sexuelles Interesse in der nachehelichen Zeit zum Ausdruck brachten, taten dies zumeist auf der Grundlage einer weitgehend von ihnen akzeptierten und praktizierten Sexualisierung. D.h., sie kannten oder kennen und praktizierten oder praktizieren Masturbation, einige mit guten, andere mit ambivalenten Gefühlen; sie hatten oder haben Orgasmuserfahrung, sie kennen erotische Literatur und schätzten von jeher die Bedeutung von Zärtlichkeit hoch ein.

Biographische „Effekte" postmaritalen Erlebens und Verhaltens

Obwohl es vergleichsweise schwierig und müßig ist, Ursachen und Konsequenzen von berichtetem Erleben und Verhalten im Rahmen einer retrospektiven Befragung zu trennen, soll dennoch hier die postmaritale Erfahrung auf allgemeine Perspektiven zu Sexualität und Älterwerden, d.h. somit auch auf die aktuelle Lebenssituation, bezogen werden.

Vergleicht man die postmaritalen Frauen wiederum hinsichtlich des Grades an „Sexualisierung", dann lassen sich die Frauen mit erotischer Beziehungserfahrung, mit sexueller Aktivität und mit sexuellem Interesse folgendermaßen charakterisieren:

Sie hielten und halten Sexualität für einen wichtigen Bestandteil ihres vergangenen und gegenwärtigen Lebens, sie sind gegenwärtig sexuell und zumeist koital aktiv; sie änderten ihre Moralvorstellungen im Laufe ihres Lebens zumeist in Richtung zunehmender Liberalisierung und Toleranz; d.h., sie akzeptieren mittlerweile Sexualität nicht nur in einer ehelichen, sondern in jeder „emotional guten" Beziehung. Interessanterweise gehören sie aber auch zu denen, die angesichts der Zukunft eher ambivalente Gefühle zum Ausdruck bringen.

Psychosexuelle Entwicklungsmuster und Lebenszufriedenheit – zur Frage multivariater Zusammenhänge innerhalb der Gruppe „postmaritaler Frauen"

Die Datenanalysen innerhalb der Gesamtgruppe der Frauen verweisen darauf, daß Lebenszufriedenheit einerseits und „Sexualisation" andererseits als zwei unterschiedliche Dimensionen gesehen werden müssen, die weder in einer systematischen noch einer generalisierbaren Beziehung stehen. Dennoch interessierte in diesem Zusammenhang die unseren biographischen udn psyxchosexuellen Daten möglicherweise zugrundeliegende Struktur in bezug auf ihren indikativen Stellenwert für die aktuelle Lebenszufriedenheit der Frauen mit nachehelicher Erfahrung. Im Rahmen eines multivariaten statistischen Analyseprozesses (THETA-AID) bestimmten wir daher die Lebenszufriedenheit als „abhängige Variable" und untersuchten den prädiktiven Wert von vierzig sogenannten unabhängigen Variablen, die verschiedene Aspekte der biographischen und – im engeren Sinne – psychosexuellen Entwicklung repräsentieren.

Als „beste" Indikatoren erwiesen sich dabei folgende Merkmale:
– offener vs. tabuisierter Umgang mit Nacktheit (THETA .432)
– frühe Ehejahre: Kenntnis eigener sexueller und körperlicher Bedürfnisse (THETA .415)
– Einstellung gegenüber erotischen Beziehungen mit „jüngeren" Männern (THETA .409)
– frühe Ehejahre: Ausmaß sexuellen Lustempfindens (THETA .369)
– voreheliche Zeit/sexuelle „Initiation": Ausmaß sexueller Selbstbestimmung (THETA .312)
– Bewertung der eigenen Attraktivität („sex appeal") in der Jugendzeit (THETA .307)

Grundsätzlich kann festgehalten werden, daß die „postmaritalen" Frauen mit einer deutlich positiven Sicht ihrer Lebenssituation sich am trennschärfsten durch die Art des Umgangs mit ihrem Körper und ihrer Körperlichkeit von ihren Altersgenossinnen mit einer skeptisch-ambivalenten Sicht ihrer aktuellen Situation unterscheiden. Interessanterweise scheint damit für die Befindlichkeit dieser älterwerdenden Frauen die Entwicklung von Sensualität bedeutsamer zu sein als Aspekte einer im engeren Sinne „reinen" Sexualität. Eine Analyse der hierarchischen Struktur aller Indikatorvariablen identifizierte darüber hinaus innerhalb jeder dieser beiden Subgruppierungen jeweils drei weitere Subprofile (vgl. Abb. 2).

Von den aktuell „zufriedenen" Frauen (n= 16) zeigen zwölf eine Akzeptanz ihres älterwerdenden Körpers, ausgedrückt in einem offenen Umgang mit Nackt-

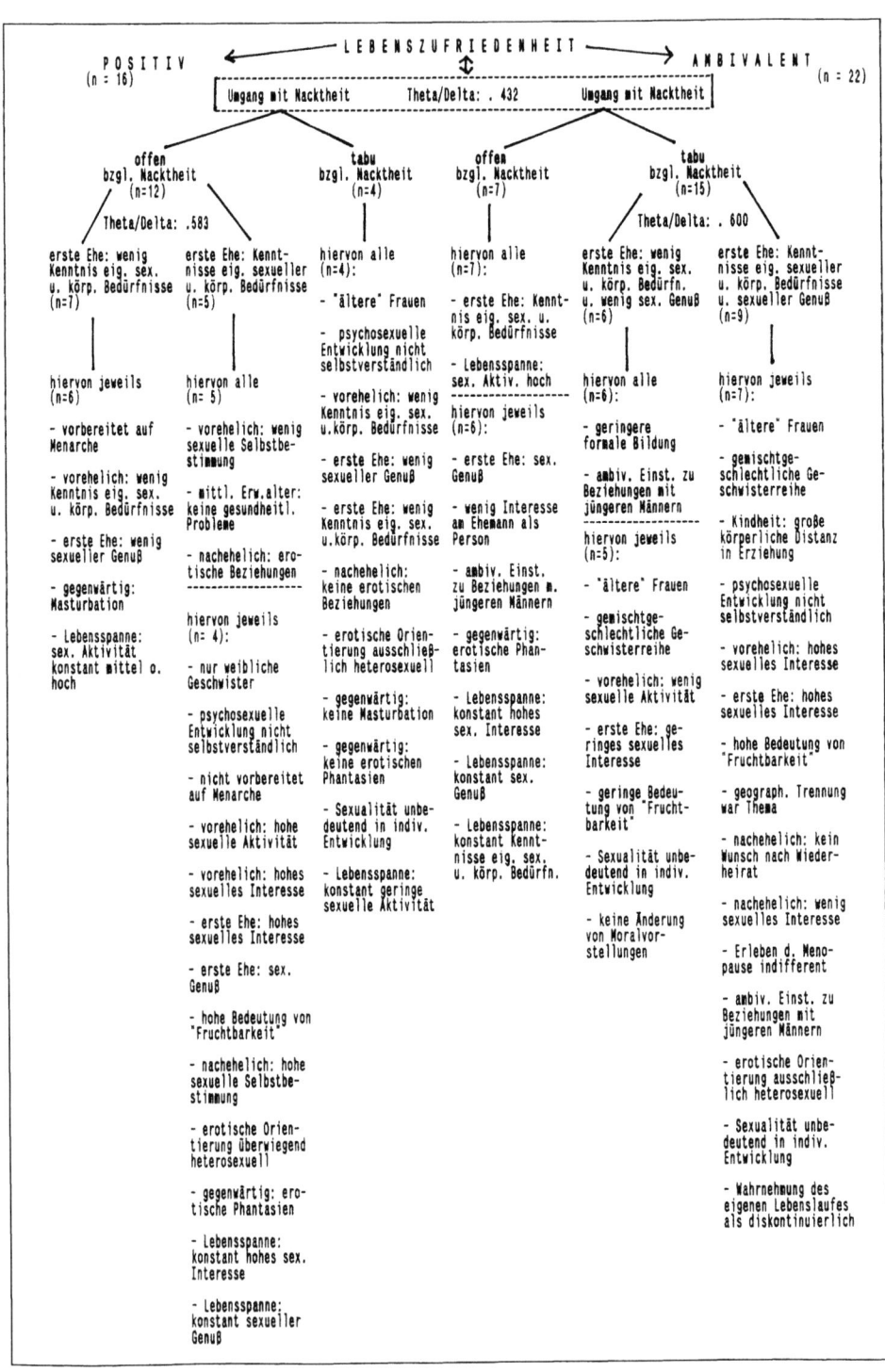

Abb. 2 „Lebenszufriedenheit" postmaritaler Frauen im multivarianten Zusammenhang

heit. Dennoch weisen die psychosexuellen Biographien dieser Frauen zwei ganz unterschiedliche Verlaufsmuster auf, die als sexuelle „Spätentwicklung" einerseits und als Kontinuität hoher Sexualisierung andererseits bezeichnet werden können. Beiden Gruppen wiederum ist gemein, daß an der Schwelle zum Älterwerden bzw. im Alter Sexualität und Sensualität eine hohe Bedeutung einnehmen und gelebt werden.

(1) Sexuelle und sensuelle Spätentwicklung

Hier handelt es sich um eine Gruppe von sieben Frauen, die nach einer Phase sexueller Ignoranz und Frustration in den ersten Jahren ihrer jungen Ehen erst in der nachehelichen Zeit vergleichsweise selbstbestimmt zu einer aktiven sexuellen Orientierung fanden.

(2) Kontinuität beziehungsorientierter hoher Sensualität und Sexualisierung

Hierunter fallen fünf Frauen, die bereits in der Phase der sexuellen Initiation sexuell interessiert und aktiv waren und ihre sexuelle Orientierung sowohl in ihrer jungen Ehe als auch in der nachehelichen Zeit in allen Facetten und Ausdrucksformen beibehalten und festigen konnten. Als biographisches Merkmal erscheint es interessant, daß vier von diesen Frauen in rein weiblichen Geschwisterreihen aufgewachsen sind.

Die dritte Untergruppe innerhalb der Frauen mit ausgeprägter Lebenszufriedenheit weist bezüglich der „besten" Prädiktorvariable allerdings einen gegenläufigen Ausprägungswert auf, d.h. der Umgang mit der eigenen Körperlichkeit ist durch deutliche Tabuisierungstendenzen gekennzeichnet:

(3) Konstanz asexueller und asensueller Orientierung

Es finden sich hier insgesamt vier „ältere" Frauen, d.h. Frauen der Geburtsjahrgänge 1906–1921, die im Laufe ihres Lebens weder eine sexuelle Orientierung entwickelten, noch sich über die eigenen körperlichen und sexuellen Bedürfnisse Klarheit verschafften.

Auf der „Gegenseite" der Lebenszufriedenheit, d.h. bei den Frauen, die, wenngleich nicht explizit Unzufriedenheit, so doch ambivalente Gefühle und erlebte Spannungen angesichts ihrer momentanen Lebenssituation zum Ausdruck brachten (n = 22), finden sich fünfzehn Frauen mit einer geringen Akzeptanz ihres Körpers, ausgedrückt in einem tabuierten Umgang mit Nacktheit. Wenngleich somit von diesen Frauen mit nachehelicher Erfahrung als zentrales gemeinsames Merkmal aktuell sowohl eine gewisse Körperfeindlichkeit als auch mehr oder weniger sexuelle Abstinenz zum Ausdruck gebracht wird, lassen sich dennoch wiederum zwei unterschiedliche Verlaufsmuster psychosexueller Karrieren identifizieren. So verlief in dem einen Fall die Entwicklung von sexueller Frustration und Unkenntnis zu defensiver Asexualität, in dem anderen Fall fand sich ein radikaler Abbruch einer ursprünglich erfüllten Sexualität.

(4) Sexuelle Frustration mündend in defensiver Asexualität

Den hier zugehörigen sechs Frauen scheint es insbesondere in den ersten Ehejahren nicht gelungen zu sein, sexuelle Kompetenz oder überhaupt einen positiven Bezug zu ihrer Sexualität zu entwickeln. Ein vergleichsweise geringes Bildungsniveau, die Zugehörigkeit zur Gruppe der „Älteren" sowie rigide Einstellungen hinsichtlich moralischer und sexueller Normen scheinen deutlich in Zusammenhang zu stehen mit einem konstant wenig selbstbestimmten, sondern eher defensiven Umgang mit ihrer eigenen Sexualität und einer eher restriktiven Bewertung der Sexualität anderer.

(5) Abbruch erfüllter Sexualität

Für die hier zugehörigen neun Frauen, die tendenziell gleichfalls eher zur Gruppe der Älteren gehören, stellen sich sowohl die Zeit sexueller Initiation als auch die Jahre der frühen Ehe als Phasen der Herausbildung einer sexuellen Orientierung und sexueller Erfüllung dar. Mit dem Ende der Beziehung wird allerdings die Sexualität „eingefroren", eine weitere Entwicklung findet nicht mehr statt.

Auch innerhalb der weniger zufriedenen postmaritalen Frauen findet sich eine Untergruppe, die eine abweichende Ausprägung in der „besten" Prädiktorvariable aufweist, d.h. diese Frauen zeichnen sich durch einen offenen Umgang mit Nacktheit aus.

(6) Wenig beziehungsorientierte Kontinuität von Sensualität und Sexualität

Konstanz und Kontinuität einer starken sexuellen Orientierung scheinen bei den hier zugehörigen sieben Frauen weniger in befriedigende interpersonale Beziehungen eingebettet zu sein. Vielmehr wird in bezug auf ehemalige und potentielle Sexualpartner Desinteresse und Skepsis zum Ausdruck gebracht. Die deutlich vorhandene Sexualisierung kann bei diesen Frauen somit eher als personspezifisches und nicht so sehr als beziehungstypisches Merkmal gesehen werden.

Diskussion und Ausblick

Betrachtet man zunächst noch einmal die generellen Indikatoren der Lebenszufriedenheit, so fällt auf, daß, innerhalb der Gruppe der Frauen mit nachehelicher Erfahrung die grundsätzliche Akzeptanz der eigenen Körperlichkeit und des Aussehens sowie eine gewisse Toleranz gegenüber unkonventionellem Verhalten mit einer positiven Sichtweise der eigenen Lebenssituation einhergeht. Interessant erscheint dabei, daß die ersten sexuellen Erfahrungen in der Ehe oft mit viel Unkenntnis und wenig sexueller Gratifikation verbunden sind. Der Partnerverlust kann somit bedeuten, daß diese unbefriedigenden Erfahrungen dann aufhören (und damit auch keine weitere sexuelle Entwicklung mehr stattfindet); er kann aber auch heißen, daß diese Frustrationen überwunden und somit trotz ungünstiger Startchancen eine psychosexuelle Weiterentwicklung möglich wird. Auf der anderen Seite finden sich gerade bei den Frauen mit einer herabgesetzten

Lebenszufriedenheit durchaus häufig Berichte von sexueller Erfüllung innerhalb der frühen ehelichen Beziehung. Diese Erfahrung scheint sich allerdings in Verbund mit einer restriktiven Einstellung gegenüber „unkonventionelleren" Beziehungsformen und mit starren Sexualnormen eher als Hemmnis denn als Ermutigung der Fortführung des vor dem Partnerverlust durchaus vorhandenen sexuellen Interesses zu erweisen.

Betrachtet man die Gruppierungsanalyse noch einmal im Detail, so wird deutlich, daß bei der Gesamtgruppe der Frauen gelebte Sexualität vorrangig über ein positives Körperbild läuft, Sexualität also eng mit Sensualität verknüpft ist. Daß damit keine Garantie für die Lebenszufriedenheit gegeben ist, soll dabei nicht verschwiegen werden, wenngleich die Chancen für eine positive Sicht des Lebens in diesem Falle höher zu sein scheinen. Deutlich wird auch, daß sexuelle Entwicklung auch und gerade jenseits des frühen und mittleren Erwachsenenalters bei Frauen stark von nichtsexuellen Faktoren bestimmt wird, wie beispielsweise von Partnerverlusten, aber auch von restriktiven Normen bezüglich unkonventioneller Beziehungs- und Lebensformen; die „Scheren" sind somit auch häufig in den Köpfen der Frauen. Dies wird besonders bei den älteren Frauen der Stichprobe ersichtlich.

Deutlich wird auch, daß eine der wenigen scheinbar gültigen Erkenntnisse über Alterssexualität, die sog. „disuse"-These (vgl. 5, 7), die besagt, daß Sexualität im Alter von den vorhergehenden Erfahrungs- bzw. „Trainingsmöglichkeiten" abhängt, möglicherweise nur für Männer Gültigkeit besitzt, für Frauen jedoch nicht in gleicher Weise zutrifft: Angesichts der erfahrenen Diskontinuitäten und Brüche in der psychosexuellen Entwicklung von Frauen dieser Generationen scheint diese Regel eher nicht zu gelten. Interessant dabei ist, daß dies für „beide Richtungen" der „disuse"-Regel zutrifft. In Anlehnung an eine Sprichwortweisheit mag daran tröstlich sein, daß das, was „Lieschen nicht lernte", von „Lisa" durchaus gelernt werden kann; andererseits macht es auch betroffen, daß das, was „Lieschen" bereits schon wußte und konnte, von „Lisa" nicht mehr „beherrscht" wird.

Als Schlußfolgerung aus den genannten Ergebnissen soll zum einen die Bedeutung der Akzeptanz von Körperlichkeit und körperlichen Veränderungen im Alter unterstrichen werden, welche grundsätzlich die Möglichkeit zur Entdeckung einer „neuen Sinnlichkeit" erlaubt; zum anderen ist es nach Ansicht der Autorin gerade für Frauen wichtig, darin bestärkt zu werden, daß Sexualität nicht zwangsläufig an Beziehungen und Partnerschaft – geschweige denn an eine einzige auch über den Tod des Sexualpartners hinaus – gekoppelt ist, sondern zunächst einmal als Charakteristikum einer Person gesehen werden sollte. Erst wenn dies akzeptiert wird, sind reale Optionen auch und gerade für partnerlose Frauen vorhanden, d.h., Entscheidungsmöglichkeiten darüber, ob Sexualität nicht, nicht mehr, nur als intime sexuelle Beziehung, hetero- oder homosexuell oder wie auch immer gelebt wird. Die Frau als Fisch könnte dann selbst entscheiden, wie und wohin sie schwimmen will – mit oder ohne Fahrrad.

Literatur

1. Butler RN, Lewis MI (1978) The second language of sex. In: Solnick RL (ed) Sexuality and aging. Andrus Gerontology Center, L.A.: University of Southern California Press, pp 176–183

2. Fooken I, (1980) Frauen im Alter. Eine Analyse intra- und interindividueller Differenzen. Peter D. Lang, Frankfurt/M.
3. Fooken I, Sydow Kv, Vetter C (1989) Human sexuality and aging. Unveröffentlicher Endbericht an die WHO, Kopenhagen, Bonn
4. Laws JL (1980) Female sexuality through the life span. In: Baltes PB, Brim OG jr (eds) Life-span development and behavior. Vol. 3. Academic Press, New York, pp 207–252
5. Masters WH, Johnson V (1968) Human sexual response: The aging female and the aging male. In: Neugarten BL (ed) Middle age and aging. University of Chicago Press, Chicago, pp 269–279
6. Morgan JN, Messenger RC (1973) THAID – A sequential analysis program for the analysis of nominal scale dependent variables. The University of Michigan, Institute for Social Research, Ann Arbor, Michigan
7. Schneider H-D (1980) Sexualverhalten in der zweiten Lebenshälfte. Kohlhammer, Stuttgart
8. Sydow Kv (1990) Psychosexuelle Entwicklung im Lebenslauf. Eine biographische Studie bei Frauen der Geburtsjahrgänge 1895–1936. Unveröffentlichte phil. Dissertation, Universität Bonn

Anschrift der Verfasserin:
Frau Dr. I. Fooken
Psychologisches Institut
Universität Bonn
Römerstr. 164
5300 Bonn 1

Partnerschaft und Sexualität aus ethnologischer Sicht

M. Dannemann

Universidad de Chile, Santiago de Chile

Ethnologie beschäftigt sich nicht nur mit einfachen oder gar ‚primitiven' – wie Murdock (1) schreibt – Kulturen. Ihr Forschungsgebiet bezieht sich in ihrem Verständnis als anthropologische Disziplin vielmehr auf alle Kulturen unserer Welt in Vergangenheit und Gegenwart. Dabei geht sie nicht nur komparativ vor, wie in ihrer klassischen Phase, sondern auch theoriebildend und theoriegeleitet durch Beschreibung, Vergleich und Analyse.

Die Ethnologie versucht das Verhalten Angehöriger ethnisch-gesellschaftlicher Systeme in seiner jeweiligen Struktur, Organisation, Artikulation, Funktion und Veränderbarkeit zu verstehen. Ihr Endziel ist – wie in jeder Wissenschaft – die Bildung von Theorien, ihre Verifizierung oder Falsifizierung.

Im Folgenden soll nun von Partnerschaft im zuvor skizzierten Sinn berichtet werden. Dabei wird Partnerschaft eingeengt auf Partnerschaft zwischen Mann und Frau und örtlich bzw. kulturell begrenzt auf Mapuche-Pehuenche-Indianer in Trapa-Trapa in Chile.

Trapa-Trapa (in der Mapuche-Sprache Trafá-Trafá; übersetzt ein von Bergen umgebener Ort) liegt in der VIII. Region Chiles in der Zone des oberen Bio-Bio. Im Trapa-Trapa leben ungefähr 800 Mapuche-Pehuenche-Indianer und 500 Personen, die Abkömmlinge einer spanisch-chilenischen Siedlergruppe sind. Das Siedlungsgebiet ist durch die umgebenden Berge begrenzt (Abb. 1.). Der Name Mapuche-Pehuenche kommt übrigens aus dem Spanischen und bedeutet, Leute, die sich von der Frucht der Araucarie (Araucania araucana), einer hochwachsenden exotisch schönen Konifere ernähren (Abb. 2).

Die Indianer lebten schon in der vorspanischen Zeit in dieser Region. Allerdings kamen auch Indianergruppen seit Mitte des 19. Jahrhunderts aus Argentinien, von wo sie per Regierungsdekret vertrieben wurden, hinzu. Die Siedler dagegen begannen sich erst Anfang unseres Jahrhunderts in Trapa-Trapa und seiner Umgebung niederzulassen.

Vor neun Jahren wurde eine Straße nach Trapa-Trapa fertiggestellt. Zuvor war es nur zu Fuß und zu Pferd erreichbar. Die Bewohner bauen vor allem Weizen an und züchten Tiere.

Auch heute noch bestehen Trennungen zwischen den Siedlern und den Indianern. Es kommt zu Streitigkeiten und manchmal gar zu körperlichen Aggressionen. Alle Kinder besuchen aber die einzige Schule in Trapa-Trapa.

Trotz der Veränderungen, die der Wegebau, die Batterierundfunkgeräte und auch die christlichen (nicht katholischen) Missionen mit sich brachten, bewahren

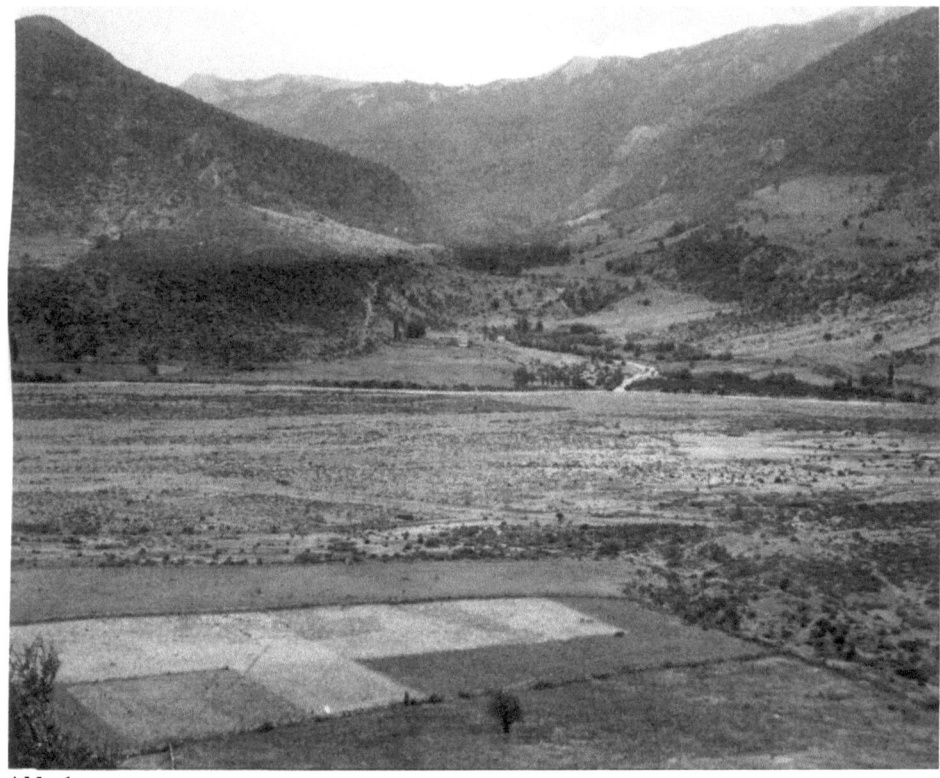
Abb. 1

die Indianer noch heute viele alte Traditionen und damit ihre eigene Identität. Unter diesen Traditionen sind vor allem folgende zu nennen:
- Ein eigener Haustyp aus Eichenholz (Abb. 3),
- Weizendreschen mit Pferden (Abb. 4),
- das Brotbacken (oft in der Asche),
- Ernte des Piñons, der Frucht der Araucarie und ihre Verwendung zur Ernährung,
- das Abhalten des Guillestuns, eines Festes religiöser Art, auf dem um Fruchtbarkeit der Erde und das Wohlergehen der Menschen gebetet wird. Nur die Pehuenchen begehen dieses Fest (Abb. 5).

Das Gelände und seine Gestaltung begünstigen freilich ein bestimmtes Lebensgefühl der Unabhängigkeit und der Gewißheit, einer Gruppe anzugehören, die noch weitgehend ungestört leben kann.

Im Folgenden nun soll über die Gruppe der Indianer berichtet werden. Im Februar 1990 wurde die Feldforschung – vor allem zum Thema Partnerschaft und Sexualität im Alter durchgeführt, auf die sich alle weiteren Ausführungen beziehen. Insbesondere beziehe ich mich dabei auf 16 Partnerschaften zwischen 60 und 80 Jahren. Ich konnte diese Partnerschaften z. T. seit 15 Jahren in Trapa-Trapa beobachten und führte zum oben erwähnten Zeitpunkt zahlreiche Gespräche mit den betreffenden Frauen und Männern.

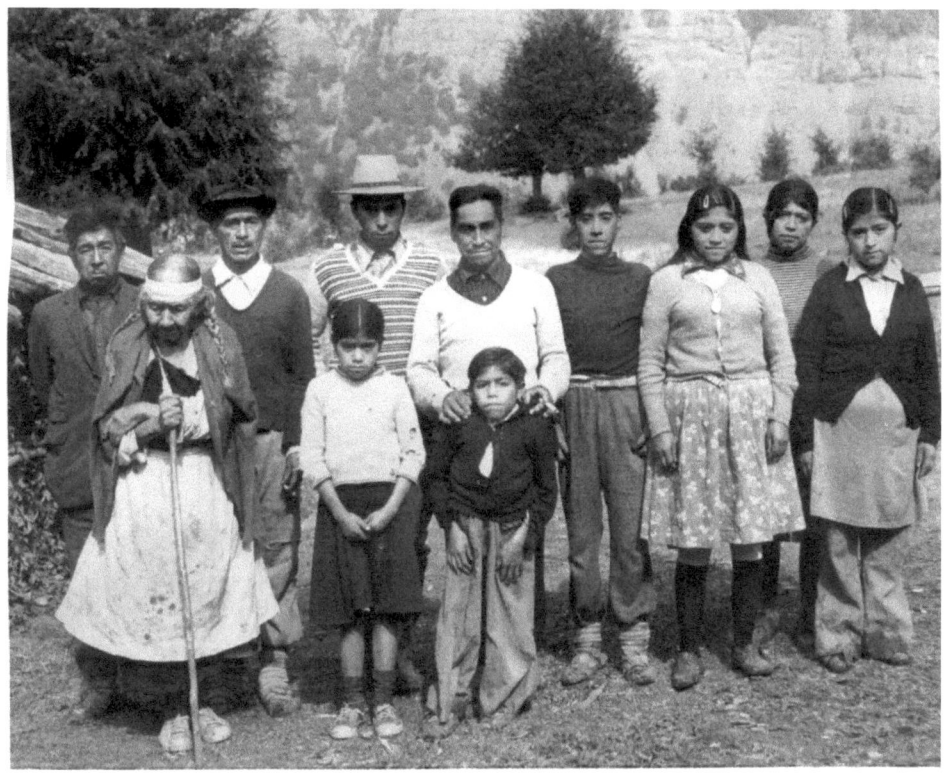

Abb. 2

Partnerschaft ist durch die Gemeinsamkeit des Lebens und Erlebens bei den Pehuenchen, insbesondere aber durch die den Geschlechtern übertragenen Funktionen zu sehen. Dort findet sich eine schon lange währende ‚Dialektik': Die Frau kümmert sich um das Haus, der Mann um das Feld. Weib-Haus und Mann-Feld bilden die Komponenten dieser ‚Dialektik'. Insofern vervollständigen diese beiden Komponenten eher eine Einheit im Sinne einer Partnerschaft, als daß sie an sich schon eine Einheit, eine Partnerschaft sind. Die Aufteilung der Funktionen ist gesellschaftlich zwingend und in diesem Sinne zum Überleben notwendig.

Die Pehuenchen sagen nie „mein Ehe*partner*". Die Partnerschaft ist nicht die Situation. Vielmehr verfügen die Eheleute über je einen verschiedenen, und der Mann über den höheren Status in ihrer Gesellschaft.

Die Pehuenchen glauben, daß das Altern schon in der Jugend beginnt. Altern ist nicht ‚unerwartet', kommt nicht plötzlich. Es ist vielmehr ein Prozeß, der durch die sehr harte Arbeit, durch Krankheiten, schlechte Konsitution und durch fortschreitende Schwäche, die von übernatürlichen Kräften oder Feinden verursacht wird, gekennzeichnet ist.

Altern ist also demnach für sie ein individueller Prozeß mit sehr unterschiedlichen Verläufen und Kennzeichen. Diese seien für Frauen und Männer nachfolgend aufgeführt.

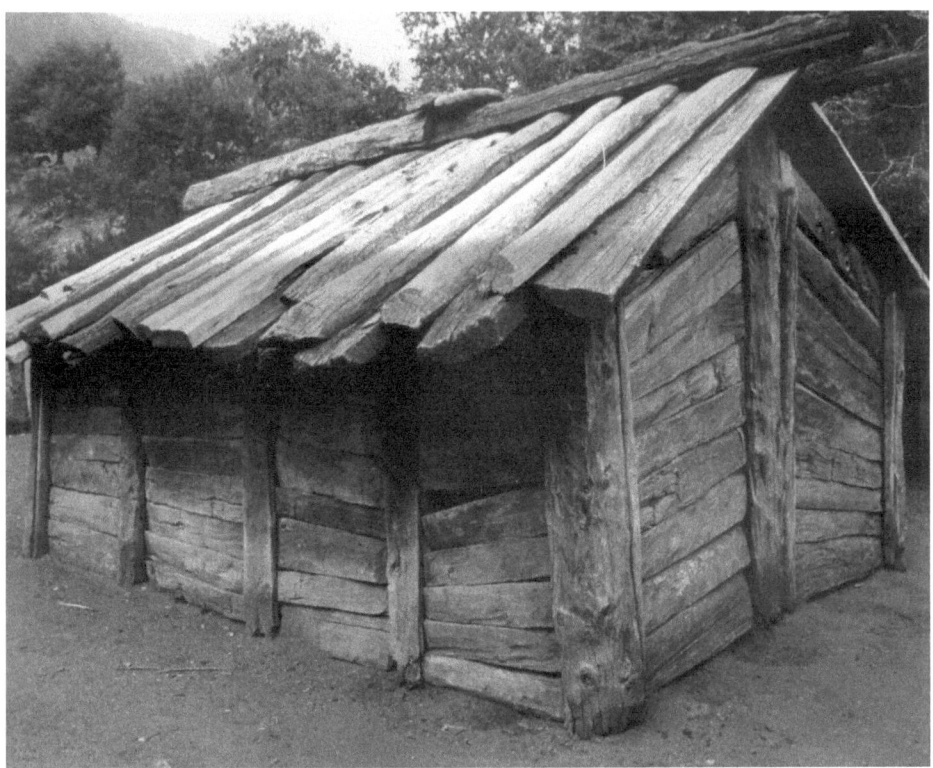

Abb. 3

1. Kennzeichen des Alterns bei Frauen
- Ermüdung bei der körperlichen Arbeit und beim Gehen, überhaupt Nachlassen der allgemeinen körperlichen Beweglichkeit,
- Zunahme von Krankheiten,
- weniger sexuelle Wünsche,
- weniger Interesse an den Lebenswegen der Kinder und der Verwandten,
- Lockerung der sozialen Bindungen,
- Verzicht auf Unterhaltung und den Besuch von Festen (am gemeinsamen Singen, was viele lieben, insbesondere jüngere Erwachsene, nehmen sie seltener teil).

2. Kennzeichen des Alterns bei Männern
- Nachlassen der Sehkraft,
- Ermüdung bei körperlicher Arbeit und beim Gehen, überhaupt Nachlassen der allgemeinen körerlichen Beweglichkeit,
- Schwierigkeiten mit der Erektionsfähigkeit,
- Geringere Verträglichkeit von alkoholischen Getränken,
- Neigung zu sehnsüchtiger Erinnerung an Zeiten aus der Jugend und dem Erwachsenenalter.

Die Sexualität kann bei den Pehuenchen nicht losgelöst von ihrem Leben, ihren Normen, ihrer Kultur betrachtet werden. Sie unterliegt diesen Normen. Die eheliche Gemeinschaft unterliegt ebenfalls diesen Normen. Ehebruch ist extrem

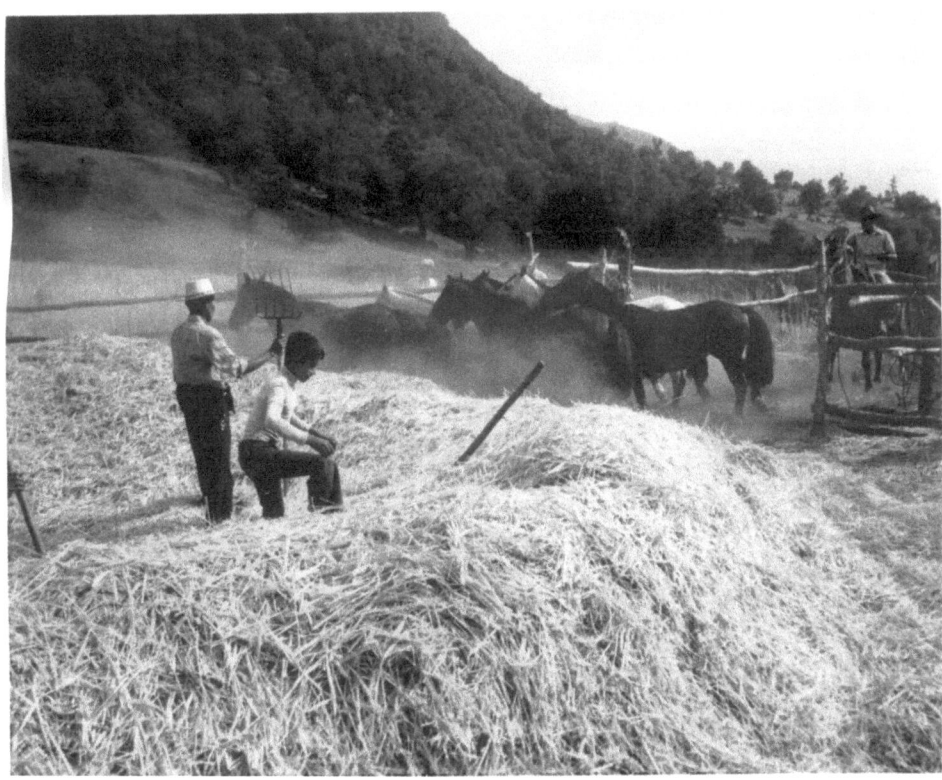

Abb. 4

selten und eine sehr schwere Verletzung dieser Regeln des gesellschaftlichen Zusammenlebens.

Insofern halten diese Normen und Regeln – neben vielen anderen natürlich – ein gewisses Gleichgewicht dieser Indianer untereinander aufrecht und damit das Gleichgewicht ihres sozialen Systems – nicht nur in bezug auf Sexualität, sondern generell.

Nachfolgend ein paar typische Äußerungen zum partnerschaftlichen Verhalten und Erleben in dem hier gesetzten Bezugsrahmen. Zunächst von zwei Frauen:

„Wenn ich allein war, folgte er mir, indem der den Trompen* spielte. Er wollte mich verführen. Wenn wir zusammen waren, hörte ich immer des Trompens Klang; ich konnte mich dem nicht entziehen." (Abb. 6).

Eine weitere Äußerung von einer Frau: „Ich fühle mich hier glücklich in diesen Gebirgsketten, obwohl wir arm sind."

„Ich kenne die Vögel, die Bäume. Ich arbeite viel, aber ich kann hier ruhig leben. Möchten Sie, daß ich Ihnen Bescheid sage, was ich davon halte, warum ich hier glücklich bin? Wenn mein Mann mich darum bittet das zu tun, was die

---

* Trompe oder Birimbao: international bekannt als ‚Jew's harp'; ein metallisches Idiophon, das aus einem Rahmen mit einer vibrierenden kleinen Zunge besteht. Als Resonanzkörper wird der Mundraum benutzt. Die chilenischen Mapuche benutzen dieses Instrumente vor allem zum Spielen von Liebesliedern und zärtlichen Weisen.

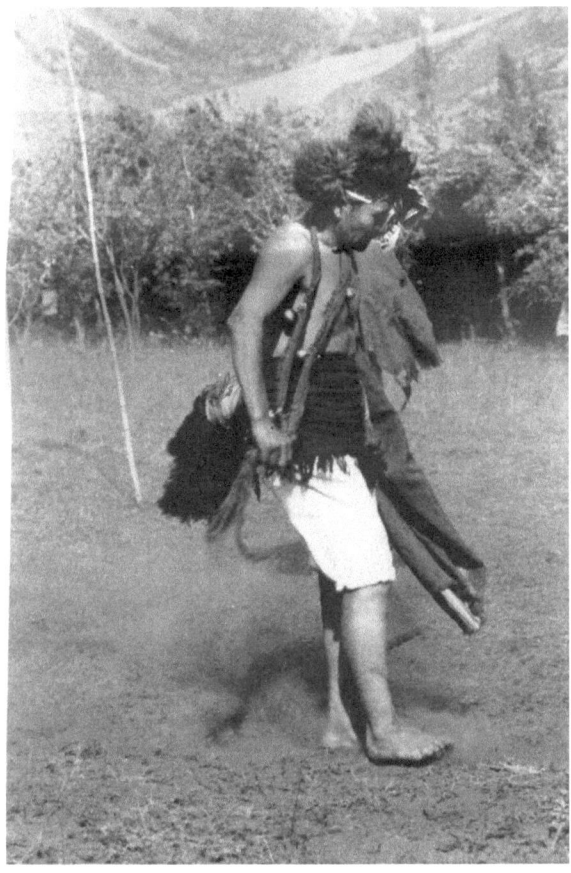
Abb. 5

Verheirateten tun, fühle ich im Innern, daß ich es nirgendwo glücklicher als hier tun würde."

Diese beiden Äußerungen weisen auf die emotionalen und auf die umweltbezogenen Momente der sexuellen Partnerschaften hin. Andere Elemente werden in den Äußerungen von vier Männern ausgesprochen, die auch als typisch zu kennzeichnen sind.

„Wenn einer sich kräftig fühlt, gut gegessen, macht es wirklich viel Freude, bei einer Frau zu sein, bis sie ermüdet."

„Es gingen viele von uns Piñones zu suchen. Wir alle gehörten bekannten, sogar ein bißchen verwandten Familien an. Wir zwei waren nicht mehr die jüngsten, wir vertrauten einander. Nach wenigen Tagen kamen wir nachts zusammen." „Wenn einer dieselben Bräuche der Frau hat, mit der er zusammenlebt, an denselben Gott glaubt, dieselbe Sprache spricht, dasselbe Essen ißt, scheint es auch, daß es mir als Mann zusammenzuleben leichter fällt."

„Jetzt sind wir alt, aber als wir als Mann und Frau zusammenzuleben anfingen, hatten wir schon dasselbe in der Schule gelernt. Wir konnten lesen, rechnen, und ich denke mir, daß sich weder Mann noch Frau wegen des anderen schämen, wenn

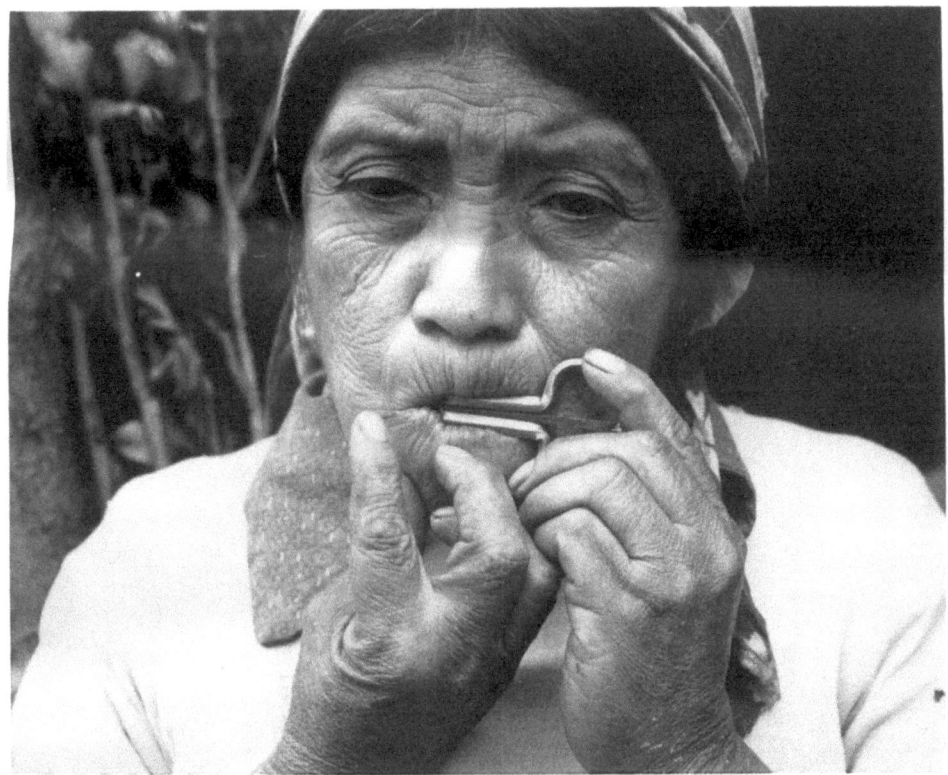

Abb. 6

sie dasselbe wissen, und alles geht auf diese Weise viel besser und auch das Sexualleben."

Physische, soziale, kulturelle und biographische Elemente einer sexuellen Partnerschaft werden in diesen Äußerungen deutlich. Zudem deuten alle diese Zitate die Vielfalt von persönlichen, sozialen und ökologischen Aspekten an, die sich bei den Mapuche-Pehuenchen mit einer sexuellen Partnerschaft verbinden.

Diese aber verändert sich zum Teil dramatisch im Alter. So meinen meine indianischen Gesprächspartner, daß das Altern mit negativen und immer deutlicher werdenden negativen Erlebnissen sowohl bei der Frau als auch beim Mann beginnt. Dies mindert sexuelle Wünsche und beendet sie schließlich völlig.

Die Frau fügt sich den erhaltenen Aussagen zufolge ohne großen Kummer diesem Verlauf des Lebens. Der Mann dagegen leidet darunter zum Teil sehr.

Mein Gevatter Vicente Tranamil, der 62 Jahre alt ist, Vater meines Patenkindes Manuel Nehuelàn (Nahuel: Tiger), einer der vertretenden und bedeutendsten Pehuenches aus Trapa-Trapa, war derjenige, der mir mit größter Glaubwürdigkeit Zeugnis über das Altern und die Sexualität gegeben hat (Abb. 7). Dieses Zeugnis sagt zusammengefaßt in seinen Worten:

„Bis sechzig, siebzig Jahre hat man Sexualbeziehungen. Der Mann leidet, wenn er keine Sexualbeziehungen hat. Er ist körperlich müde. Viele sterben mit diesem Leiden. Wir leiden an Seelenangst (Depression?). Ich habe einige Alte gesehen, die so sehr litten, daß sie starben. Wenn man alt ist, ist man kraftlos. Wenn man

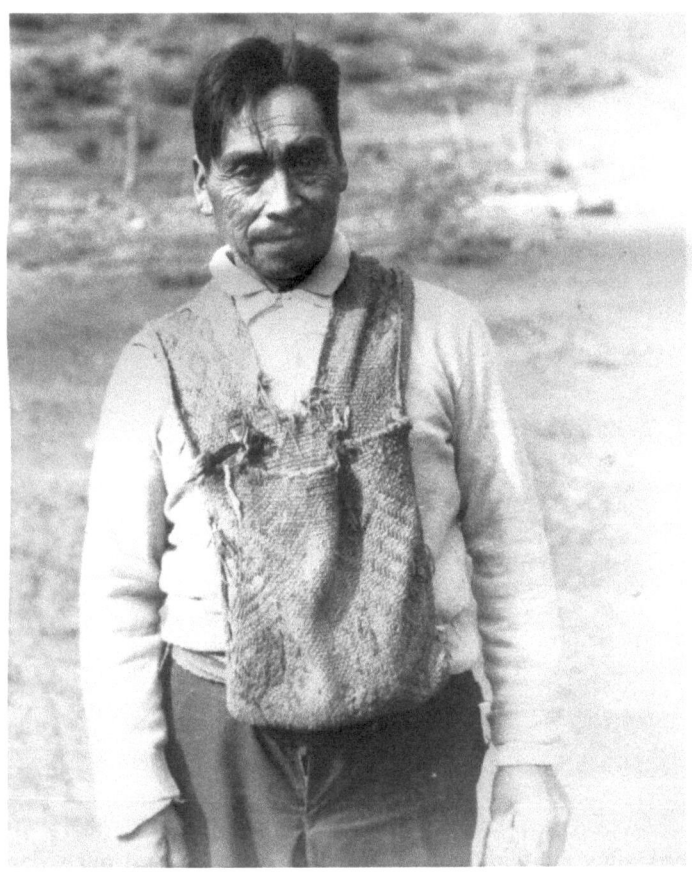

Abb. 7

jung ist, hat man viel Kraft. Wir lieben die Erde, weil sie uns Nahrung gibt. So leben wir und alle altern. So sind wir, Alte und Junge, hier."

So scheint Sexualität und damit auch sexuelle Partnerschaft bei den Mapuche-Pehuenchen im Gleichgewicht mit vielen anderen Elementen ihrer Kultur zu stehen. Dieses Gleichgewicht auch läßt sie den schweren Alternsprozeß in der Regel auch ertragen und Mitglied ihrer Gesellschaft bleiben. Bis zum Tod.

Literatur

1. Murdock GP (1945) Nuestros contempotánes primitivos. Mexico D.F., Fondo de Cultura Económica

Anschrift des Verfassers:
Prof. Dr. M. Dannemann-Rothstein
Director Depatamento de Anthroplogia, Faculdad de Sciences Sociales
Universidad de Chile
Diagonal Paragnay 265
Santiago de Chile, Chile

Gesellschaftsvertrag – Generationenvertrag – Partnerschaft

A. Amann

Institut für Soziologie an der Universität Wien

Einleitung

Auf das Thema Sexualität wird hier nur bedingt Bezug genommen und auf jenes der Partnerschaft in einem spezifischen Sinn: Partnerschaft nicht als die auf Zuneigung, Gemeinsamkeit und Lebensplan gegründete Beziehung zwischen zwei Menschen, sondern Partnerschaft als kollektive Beziehung zwischen den Generationen. Damit wird der Begriff der Generation in den Vordergrund gerückt und zugleich eine sozialtheoretische Perspektive angelegt. Die Begründung für diese Vorgangsweise liegt in meiner tiefen Überzeugung, daß Partnerschaft und Sexualität immer schon an die macht- und herrschaftsbezogenen sozialen und kulturellen Strukturen gebunden sind: selbst die wissenschaftliche Diskussion darüber erliegt noch den aus ihnen stammenden Tabuisierungen und Vermeidungen. Unter dem gewählten Titel gilt es daher, drei Fragen zu überprüfen und zumindest vorläufige Antworten zu finden: Ist das Verhältnis zwischen den Generationen auf einen Gesellschaftsvertrag gegründet, auf eine Ordnung, wie sie die ältere Gesellschaftstheorie und neuere Diskussionen zum Generationenvertrag annehmen? Ist der Generationenvertrag im engeren Sinn ein sozial tragfähiges Übereinkommen? Was könnte schließlich Partnerschaft zwischen den Generationen zur Voraussetzung haben, ohne den Begriff der Partnerschaft selbst schon positiv zu bestimmen?

Der Gedanke des Vertrages und die ihm innewohnende Vorstellung eines Tuns oder Unterlassens bei gleichzeitiger freier Willenserklärung der beiden Partner als Voraussetzung seiner Gültigkeit ist uns so geläufig, daß über die konstitutive Basis des Handelns der beiden Partner kaum nachgedacht wird. Besonders deutlich ist dies in der jüngeren Diskussion am Beispiel des Generationenvertrages geworden, von dem gesagt wurde, er sei überholt, er halte nicht mehr, er gehöre modifiziert oder erneuert. Ein genauerer Blick belehrt uns allerdings bald, daß in diesem Generationenvertrag Voraussetzungen miteingehen, die so selbstverständlich gar nicht sind.

Die Vorstellung eines Vertrages, der unterschiedliche Gruppen aneinander bindet, berührt zentral die alte soziologische Frage, unter welchen Bedingungen eine arbeitsteilig organisiert Gesellschaft überhaupt in der Lage sei, eine stabile Ordnung auszubilden. Diese Leitfrage hat bekanntlich bei Adam Ferguson, Adam Smith, Herbert Spencer, Emile Durkheim oder Gustav Schmoller höchst verschiedene Antworten gefunden, ehe in der soziologischen Theorie begonnen wurde, soziale Ordnung weniger in Abhängigkeit von Arbeitsteilung und Solidarität zu sehen als sie vielmehr als Funktion der sozialen Differenzierung einzuschätzen. Nun ist es nicht meine Absicht, diese Diskussion hier wieder aufzunehmen: was die Anknüpfung an sie allerdings ermöglichen soll, ist, eine Vergewisserung darüber zu versuchen, ob mit dem Konzept des Vertrages das Verhältnis zwischen den Generationen als kollektives Verhältnis angemessen erfaßt werden kann.

Das Generationenverhältnis als „Ordnung"?

Im empirischen und historischen Sinn ist eine Generation eine sowohl von der Gesellschaft hervorgebrachte als auch sie gestaltende Kategorie. In diesem Verständnis ist die Abfolge der Generationen, wie die Kulturwissenschaften dies ja betonen, eine funktionale Voraussetzung für die Fortentwicklung und den Fortbestand von Kulturen – unter anderem findet dieser Gedanke seinen Ausdruck in der vieldiskutierten Frage, wer im Generationenverhältnis von wem lerne. Die Generationenabfolge soll die Weitergabe von Kultur an die jeweils Nachfolgenden gewährleisten und zugleich setze sich ihre gestaltende Kraft im Neuzugang der neuen Generationen zur akkumulierten Kultur durch: im ständigen Wechsel der Generationen, sagte Karl Mannheim, diene das Absterben der Generationen dem nötigen Vergessen. Dies erinnert an Sigmund Freuds Diktum, daß Lernen ebenso bedeutsam sei, wie Vergessen.

In einer solchen Denkfigur, in der Bestand und Vergehen der Generationen und ihr funktionaler Bezug zur Kultur als gegeben angenommen werden, verschwindet jedoch, bei aller möglichen Divergenz, die im Generationenbegriff mitgedacht ist, die Begründung für die hergestellte Ordnung aus dem, was ihre Herstellung erst nötig macht: die nicht prinzipiell garantierbare Bereitschaft der Partner, etwas zu tun oder zu unterlassen und eine solche Erklärung auch gültig anzunehmen – also divergierende Interessenpositionen der Generationenangehörigen, die im Sinne eines Vertrages zwischen freien Rechtssubjekten nicht zur Deckung gebracht werden können. Die Antwort auf dieses Begründungsproblem liegt, so vermute ich, auf einer ganz anderen Ebene als jener eines Gesellschaftsvertrages im klassischen Sinn.

In hoch arbeitsteiligen Gesellschaften heißt Generationenverhältnis als kollektives Verhältnis (wohl unterschieden vom Intergenerationenverhältnis in der Familie) immer, daß dieses Verhältnis über die Medien Geld/Markt und Macht/Politik vermittelt gedacht werden muß: diese Bedingung ist allen Formen des Generationenverhältnisses, welche über das soziale Handeln einzelner Individuen hergestellt werden, immer schon vorausgesetzt. Ein Beispiel soll dies verdeutlichen. Die geläufige Vorstellung, daß die finanzielle, unterstützende und pflegende Versorgung älterer Menschen eine Aufgabe des Staates sei (zu unterscheiden von der sittlichen Verpflichtung von Familienmitgliedern auf Hilfeleistungen), ist an die Voraussetzung gebunden, daß die Handlungen der Beteiligten über Institutionen auf der Basis geltenden Rechts und mit Hilfe des Mediums Geld koordiniert werden. Es muß also, um diesen spezifischen Aspekt im Generationenverhältnis – Versorgungs-, Unterstützungs- und Hilfeleistungen – angemessen zu erfassen, anerkannt werden, daß seine Ausgestaltung über Institutionen staatlicher Zwangsgewalt und über Märkte erfolgen muß, weil gar keine anderen, ordnungsgenerierenden Medien allgemeiner Verbindlichkeit existieren. Dieses Muß legt zweierlei fest: die Möglichkeit, Hilfeleistung verläßlich und auf Dauer gestellt erwarten zu können, etwas, das in dieser Form vorher in der Geschichte noch nie der Fall war, aber auch die Grenzen dessen, was erwartet werden kann, weil die Möglichkeit zugleich das Ergebnis spezifisch restriktiver Voraussetzungen ist, die zu den Bestandsbedingungen eben der hoch arbeitsteiligen Gesellschaft selbst gehören.

Die Grenzen, von denen hier die Rede ist, sind durch die Art der Rationalität markiert, die den Systemen des Marktes und der Politik eigen ist: es ist die von Karl Marx und Max Weber, von Emile Durkheim und Georg Simmel am deutlichsten analysierte Rationalität erfolgskontrollierten Handelns, die sich in modernen Gesellschaften über Wirtschaft, Bürokratie und Wissenschaft unaufhaltsam durchsetzt. Ich gehe auf diese sozialtheoretische Frage hier nicht weiter ein, die Richtung des Arguments ist deutlich: Das Generationenverhältnis ist nicht das Ergebnis eines bereits geschlossenen, gewissermaßen perennierenden Vertrages, der auf humanitärer Vernunft beruht, sondern Ergebnis jenes Prozesses, in dem über die zentralen Steuerungsmedien der Gesellschaft die Interessenkoordinierung erfolgt – samt allen Ungleichheitseffekten, die dann als die natürlich gewachsenen und unaufhebbaren erscheinen. Hier müßte eine soziologische Betrachtung von Sexualität primär ansetzen, ganz im Verständnis, wie Michel Foucault es versucht hat: innerhalb eines sozialen Dispositivs, also der sozialen Funktions- und Machtzusammenhänge, und der ihnen zugehörigen Interpretationen, wie sie sich durch die Sprache vermitteln. Hans Strotzka (10) hat, nicht als einziger, gezeigt, daß Sexualität heute strahlend, jung und schön sein muß – möglicherweise eine Ingredienz des Perfektions- und Machbarkeitswahns der westlichen Gesellschaften (8), sicher aber eine Frage der Macht und eine des Preises, um den es Menschen schaffen, hier „mitzuhalten", wenn sie älter werden. Der ständige Druck zu Leistung, Geltung und Innovation, die damit bereits selbst zum unsicheren Mittel in der allgemeinen Konkurrenz verkommt, läßt einen anderen Begriffszusammenhang zwischen Schönheit und Sexualität nicht mehr zu, und das Insistieren auf einer anderen Auffassung erscheint höchstens als trotzige Albernheit. Zu tief ist dem Paar Schönheit-Sexualität die Möglichkeit zur Gewinnung von Vorteilen eingewoben, als daß es der Gefahr menschenunwürdiger Beziehungen auf Dauer entrinnen könnte.

Was nun als Generationenverhältnis vor Augen tritt, ist innnerhalb dieses Prozesses der biologisch bedingte und sozial überformte Ein- und Austritt, die unaufhörliche Abfolge von Kohorten im Laufe der Zeit. „Im Laufe der Zeit" heißt jedoch unter anderer Perspektive, der des sozialen Wandels, daß die Lagerung der jeweils miteinander verbundenen Generationen, ihre kollektive Lebenslage, das Ergebnis von Verteilungskämpfen ist, in denen über die Verfügbarkeit von Gütern und Leistungen, von Symbol- und Wertsystemen, von Optionen und Ligaturen entschieden wird; allerdings nicht auf der Basis eines Vertrages, sondern nach der Logik marktvermittelter, politisch gestalteter und rechtlich formierter Beziehungen zwischen den Menschen.

Nun muß hier unbedingt hervorgehoben werden, daß diese Logik das Verhältnis zwischen den Generationen nicht vollständig beschreibt, wohl aber ihm seine unaufhebbare Charakteristik verleiht. Denn im Generationenverhältnis wird eine zweite Logik wirksam, die zur ersten in einem sowohl ergänzenden als auch konflikthaften Verhältnis steht: die Logik alltags- und lebensweltlicher Verständigung und emotional-solidarischer Bindung. Läßt sich die erste Form der Logik als jene charakterisieren, die auf die Durchsetzung und Erweiterung zweckrational orientierten Handelns gerichtet ist, so ist die zweite als eine auf Verständigung und zwischenmenschliche Bindungen gerichtete zu verstehen. In diesem Spannungsverhältnis zweier konkurrierender Logiken, die die Beziehungen der Menschen zueinander gestalten, sind nun die folgenden Überlegungen zu sehen.

Zur Frage des Generationenvertrages

Die Pensionsversicherung knüpft einen künstlichen Vertrag zwischen der Generation, die im Erwerbsleben steht und jener, die aus diesem bereits entlassen wurde. Vertragsinhalt ist die Zuweisung eines angemessenen Anteils vom Arbeitseinkommen der Erwerbstätigen an die „ältere Generation", der dort die Funktion des „Einkommensersatzes" hat. Niemand zahlt also, um wieder einmal gegen den verbreiteten Irrglauben zu sprechen, für seine eigene Pension ein. So einleuchtend diese Metapher vom Generationenvertrag auch sein mag, sie zeigt zugleich, was brüchig ist an diesem Gedanken eines Vertrags zwischen den Generationen. Keiner der beiden Partner hat, wie es das Bürgerliche Recht vorsehen würde, dem anderen etwas versprochen und jener es gültig angenommen – wodurch ein Vertrag ja erst zustande käme. Die beiden Vertragspartner wurden anonym aneinandergekettet und was sie zu leisten haben, wird im Wege der legitimen Zwangsgewalt des Staates nach Inhalt und Ausmaß festgelegt und vollzogen. Dies ist gut so, und zwar aus mehreren Gründen, von denen hier zwei zu nennen sind.

Erstens gibt es eine erhebliche Zahl von Menschen, denen es nicht gelungen ist und auch nicht gelingt, eine entsprechende Vorsorge fürs eigene Alter zu treffen – die Ursachen dafür sind vielfältig und die so gerne zitierte Arbeitsunwilligkeit, gepaart mit „Ausnützen des Sozialstaats", spielt dabei wohl die geringste Rolle; zweitens wäre im Notfall auf die Solidarität der Gesellschaftsmitglieder wahrscheinlich nur geringer Verlaß – immerhin waren 1985 42 % der Österreicher der Meinung, daß „es jedem freigestellt bleiben" sollte, „ob er in der Sozialversicherung pensionsversichert sein will oder nicht" (Individualisierung der Vorsorge). Damit ist zugleich das Kernproblem dieses Generationenvertrags benannt: die Pensionsversicherungspflicht für die Erwerbstätigen erlaubt zwar die Aufbringung der Mittel, um Pensionen auszahlen zu können, doch zugleich ist sie eine Hilfskonstruktion für etwas Verlorenes: sie mußte eingeführt werden, weil die Entwicklung der industriellen Gesellschaft die traditionellen Sicherungs- und Hilfesyteme außer Kraft gesetzt hatte und die Sicherung gegen kollektive Risiken (z.B. Unfall, Krankheit, Alter) nur noch zentral organisiert werden konnte – der Generationenvertrag ist also wesentlich ein Zwangsvertrag zur materiellen Sicherung jener, die nicht mehr arbeiten: der Zwang ersetzt heute nicht mehr vorhandene traditionelle Solidaritäten und wirkt gleich zweifach: die einen *müssen zahlen*, die andern *dürfen nicht* (mehr) *arbeiten*. Genau in diesem Verständnis wird vom „alten Generationenvertrag" gesprochen, der nun durch einen „neuen" ersetzt werden müsse. Wodurch kam dieser Auffassungswandel zustande? Zuerst einmal wohl durch die immer mehr Aufmerksamkeit erregenden demographischen Veränderungen, die bereits ablaufen und uns auch in der Zukunft ins Haus stehen werden. Der Anteil der über 60jährigen an der Gesamtbevölkerung wird von heute 20 % auf 33 % im Jahr 2031 ansteigen, der der unter 15jährigen von heute 17 % auf 12 % fallen. Solche Veränderungen werden insofern Wirkung zeigen, als die ins Erwerbsleben Eintretenden zahlenmäßig abnehmen, die mit Pensionsansprüchen aus dem Arbeitsleben Ausscheidenden zahlenmäßig aber zunehmen werden; so entfielen 1987 in Österreich bereits auf 1.000 versicherte Unselbständige 555 Pensionen, auf 1.000 Selbständige 872 Pensionen und auf 1.000 Bauern 1.035 Pensionen. In der Folge hat sich, nicht nur in Österreich, die Diskussion auf die Frage zugespitzt: „Wer wird das bezahlen können" bzw. „Doppelter Pensionsbeitrag oder halbierte Pensionshöhe"? Zugegeben, die Frage ist in dieser Weise etwas überspitzt, trotzdem läßt sich erkennen, daß die vielzitierte Pensionsreform dringend diskutiert und eingeleitet werden muß, ausgerichtet auf Entwicklungen, die sich bereits klar für die Zukunft abzeichnen, und nicht auf das Gerangel um vermeintlich wohlerworbene Rechte, die in Wirklichkeit nur Gruppeninteressen sind, Pensionsreform und Sicherung des Lebensstandards der Älteren in der Zukunft ohne jenen der Beschäftigten auszuhöhlen, ist sicher eine schwierige, aber keine unlösbare Aufgabe. Hier bedarf es keines neuen, höchstens eines modifizierten Generationenvertrags; der alte betraf seit jeher Leistungen, die sich aus der Erwerbsarbeit ableiten. Die Idee des Neuen an diesem Vertrag berührt ein anderes Problem: den Beitrag jener, die innerhalb der Generationenverhältnisse Arbeit außerhalb der Erwerbsarbeit leisten – hier bedarf der Vertrag einer Erweiterung, weil ohne diese Arbeit das System nicht funktionieren kann.

Wahrscheinlich wäre die Frage nicht so schwierig, wenn es nur um Geldleistungen ginge – doch es geht um mehr: zum Generationenvertrag gehört die menschliche Solidarität, die Dimenison sozialer Dienstleistungen. In welch breiter Fächerung diese Soliarität gefordert ist, läßt sich schlagartig mit einigen Beispielen belegen. Die wachsende Zahl an „sehr Alten" wird in der Zukunft vermehrten Bedarf an sozialer Betreuung und Hilfe erzeugen (1981: 459.700 über 75jährige, 2031: 668.000); die Verkleinerung der Haushalte, die Zunahme der Frauenerwerbsquote, die erhöhte Mobilität und die Zunahme der unvollständigen Familien wird in Zukunft die alte Idylle der helfenden, pflegenden und betreuenden Familie erheblich erschüttern – es gibt jetzt bereits genügend Hinweise, daß die Familien in diesen Aufgaben sozialer Zuwendung und Unterstützung überfordert sind; die am meisten belastete Gruppe, dies wird oft übersehen, sind die Frauen der mittleren Generation, die Kinder großzogen, selbst schon wieder Enkel haben und auf der anderen Seite die Eltern- und Großelterngeneration versorgen. Hier tut sich eine „Dienstleistungslücke" auf, die mit den herkömmlichen Mitteln der staatlichen Sozialdienste und der Familienarbeit schließen zu wollen, illusorisch erscheint.

Es ist also ein Umdenken nötig, das den Begriff der Soliarität den sich ändernden Verhältnissen entsprechend neu faßt und Gegenstand eines Grundvertrags werden kann. Dieser Vertrag könnte nicht nur auf dem traditionellen Verhältnis zwischen Alten und Jungen aufbauen, sondern viel kürzere Spannen umfassen; in Zukunft könnten junge Alte alten Alten helfen; die Alten sollten nicht nur von den Jungen etwas bekommen, sie hätten den Jungen auch etwas zu geben. Hier regt sich der Verdacht, daß die Frage, ob wir es uns leisten können, auf die Erfahrung und das Wissen der heute so früh der älteren Generation Zugerechneten nicht zurückzugreifen, noch gar nicht ernsthaft aufgegriffen wurde (das durchschnittliche Pensionierungsalter bei den Neuzugängen der Alters- und Invaliditätspensionen war 1987 bei Männern 58,2 und bei Frauen 57,9 Jahre). Solidaritäten werden zeitlich und sachlich befristet sein und in anderen Gruppierungen verankert werden müssen als nur in jener von Alt und Jung. Eine brennende Aufgabe ist es, Antworten auf die Frage zu finden, was wir tun müssen, damit eine Kultur der Hilfe und des „Gesprächs" zwischen den Generationen entstehen kann, die ihre

Standbeine nicht nur im finanziell strapazierten Wohlfahrtsstaat und in der psychisch-emotional überlasteten Familie hat.

Partnerschaft zwischen den Generationen

Auf dem Deutschen Kirchentag, 1981 in Hamburg, sagte Peter Härtling zum Thema Partnerschaft Denkwürdiges:

> „Generationen als Partner. Das hört sich gutwillig und versöhnend an, doch ich wüßte kaum einen Begriff, mit dem gegenwärtig soviel Schindluder getrieben wird wie mit ‚Partnerschaft', Partnerschaft ist der Kleister, der Mörtel unseres Gesellschaftslebens. Wenn kaum mehr einer mit dem andern redet, wenn Neid und Mißgunst schon die sorgfältig geglättete Oberfläche des sozialen Lebens verformt haben, dann wird Partnerschaft beschworen."

Diese Passage stimmt nachdenklich, fast tritt die Versuchung auf, der Kritik umstandslos zuzustimmen, und doch; was läßt sich an Diagnostischem auffinden, das geeignet wäre, das zu verstehen, was sich im Begriff der Partnerschaft zwischen den Generationen als problematisch erweist?

Ein erster Gedanke, der hier von Bedeutung ist, betrifft die „Gestalt" der Generationen. Sie sind im Mannheimschen Sinne Kulturgestalten, die ihre eigene Geschichte: Aufstieg, Entwicklung und Vergehen, haben. In diesem Verständnis müssen sie voneinander abgrenzbar sein, ihre Merkmale, die sie zugleich von den anderen unterscheidbar machen, müssen relativen Bestand in der Zeit haben – wie immer man auch zu dieser Vorstellung eines Bogenmodells des Generationenverlaufs stehen mag. Dies ist eine einfache Überlegung, doch ist sie von großer Tragweite. Damit Menschen sich einer Generation zugehörig oder von einer anderen abgrenzbar erleben können, muß es gemeinsam geteilte, die Lebenslage strukturierende Bedingungen im materiellen und immateriellen Sinn geben; dies läßt sich am Begriff der Identität leicht belegen. In sogenannten traditionalen Gesellschaften erfolgte die Konstituierung und Stabilisierung der Identität durch sozialstrukturelle Arrangements; die ständische Ordnung regelte die Lebensführung, die Zugehörigkeit zu sozialen Gruppen, die Abfolge und Bedeutung von Lebensphasen und Übergangsriten – eine scharfe Alterssegregation war im Prinzip unbekannt. Mit der Industrialisierung erfolgte eine Individualisierung der Verantwortung für die Identitätsbildung durch einen Wechsel der Rollenfestlegungen von der Askription zum Erwerb, und zwar über freie Berufs- und Partnerwahl und politische und religiöse Meinungsfreiheit. Mit dem Abschluß der Adoleszenz, so sagte Erik Erikson, werde der junge Mensch unerbittlich gezwungen, Entscheidungen zu treffen, die immer schneller zu immer endgültigeren Selbstdefinitionen führen, zu unumkehrbaren Festlegungen für das ganze Leben – hierher gehört die von Martin Kohli sogenannte „Standardisierung des Lebenslaufs", die die Kontinuität der in der Adoleszenz festgelegten Identität sichern soll. In der jüngsten Zeit aber könnte mit Referenz auf Ulrich Beck bereits von einer Destandardisierung des Lebenslaufs, von einer doppplten Erweiterung der individuellen Entscheidungsspielräume gesprochen werden. Von vielen wird dieser Prozeß als eine völlige Flexibilisierung des Lebenslaufs mit desolidarisierenden und singularisierenden Effekten gedeutet (z.B. Leopold Rosenmayr). Für unsere Diskussion bedeutet dies aber, daß die Generationengestalt im historischen Verlauf weniger festgelegt wurde, gewissermaßen kürzerlebig und flüchtig. Die der Unterscheidung dienenden Merkmale wurden undeutlicher, was früher als Kampf zwischen den Generationen häufig umstandlos zwischen Alt und Jung angesiedelt wurde, scheint ein Kampf zwischen mehreren Gruppen geworden zu sein, zwischen denen die Generationendifferenz nicht mehr immer auszumachen ist. Was heißt unter solchen Bedingungen, daß die Jüngeren die Werte der Älteren nicht mehr aufrechterhalten? Teilen 30- bis 40jährige die Werte und Einstellungen der 50- bis 60jährigen, und diese vielleicht gar jene der 60- bis 70jährigen – und wenn hier eindeutige empirische Befunde möglich wären: decken sich die Gruppen mit „Generationen"? Um diese Überlegung nochmals auf das Thema der Sexualität zu beziehen: Typischerweise wird Sexualität – besonders im Sinne eines Aktes – immer noch weitgehend als eine Verhaltensprovinz angesehen, die für die Älteren ungeeignet oder unangemessen sei (8). Es ist in Ansätzen sichtbar, daß diese Tabuisierung schwächer wird (9), doch der Kern der Problematik liegt tief: in der durch die christlich-theologische Deutung der Themen Körper, Zeugung, Liebe und Lust ins Abseits gedrängten Sexualität, die erst nach Jahrhunderten durch die Aufklärung eine zaghafte Veränderung erfuhr – und zwar genau in Richtung jener Logik, die ich oben als die wissenschaftlich-rationale dargestellt habe: seither hat vor allem die naturwissenschaftlich orientierte Medizin sich des Themas „angenommen". Zugleich ist diese Enttabuisierung, wieweit sie nun immer real gediehen sein mag, nur im Generationenverhältnis völlig sichtbar. Wer heute 60 oder 70 oder 80 Jahre alt ist, wurde in religiösen und sexuellen Vorstellungen erzogen, die um die Jahrhundertwende vorherrschten; Enttabuisierung kann also nur im relationalen Verständnis historisch bedingter Wertdifferenzen ihren Sinn erhalten.

Ein nächster Gedanke betrifft ein Problem, das, so weit ich sehen kann, in der Gerontologie in angemessener Form noch gar nicht systematisch und empirisch untersucht worden ist: die relative gesellschaftliche Bedeutung der Generationen in ihrem Verhältnis zueinander während ihres Durchgangs durch die Gesellschaft in der Zeit; dazu sind hier nur einige Stichworte möglich. Die folgende, rein fiktive Überlegung in Form einer Frage mag einen ersten Hinweis geben. Welche gesellschaftlichen Konsequenzen wären zu erwarten, verschwände eine Generation plötzlich zur Gänze und für immer (vgl. 11)? Die Antwort ist offensichtlich davon abhängig, wie „alt" die betreffende Generation ist. Wäre sie in mittlerem Lebensalter, wären schlagartig wichtige politische, wirtschaftliche etc. Leitungsfunktionen unbesetzt, stünden Kinder ohne ihre Eltern da, fehlten Arbeitskräfte in der Produktion, im Bildungssystem, in den Kirchengemeinden; wäre sie aber sehr alt, so beträfen die Konsequenzen primär die Beziehungen in Familie und Verwandtschaft, allenfalls den Transfer von Hilfen an die Jüngeren, sicher nicht die Berufs- und Arbeitswelt, und kaum jene der Politik. Dieser hier rein experimentierend vorgeführte Gedanke berührt das zentrale Problem: die vielfältigen Beziehungen von Einfluß und Kontrolle, die Menschen einer Generation auf jene der anderen ausüben. Nun sind diese Myriaden von Beziehungen auf der Ebene des individuellen Handelns durch keine Methode in ihrer ganzen Fülle zu erfassen, es bedarf der Abstraktion und Systematisierung. Die Interaktionen von Menschen sind über Institutionen vermittelt: der Einfluß der Generationen aufeinander spielt sich, Ergebnis der Abstraktion von den einzelnen Individuen, über die Strukturierungslogik von Institutionen ab: in der Arbeits- und Berufswelt, in Haushalt und Familie, in der Politik, in den Medien, in privaten Vereinigungen (Freizeit), in helfenden Beziehungen vom Typ des privaten Tausches. Die Form des Einflusses kann sehr stark sein, wie im Falle von Eltern/Kindern, Vorgesetzten/Untergebenen, Politik-Exekutive/Bürger etc. Zugleich gilt, daß die Generationen, werden sie als Kohorten aufgefaßt, im Zuge ihrer „Biographie" eine Kurve unterschiedlicher Beeinflussungs- und Kontrollmöglichkeiten durchlaufen. Diese Kurve ist durch die zahlenmäßige Größe der Generationen bestimmt, durch die Positions- und Rollenzuschreibungen, die ihre Mitglieder in Institutionen nach dem Lebensalter und den damit korrelierenden Merkmalen erhalten, und schließlich durch Eigentum und Prestige. Generationen sind am Beginn ihrer Biographie am größten, zugleich aber sozial so gut wie ohne Beeinflussungschancen. Diese Situation verändert sich im Zeitverlauf – sie werden Eltern, Unternehmer, Politiker, Schriftsteller, Filmschauspieler etc. –, gegen Ende ihrer Biographie nehmen sie zahlenmäßig immer mehr ab und am Ende, wenn nur noch wenige ihrer Mitglieder am Leben sind, werden sie nahezu einflußlos. Dies ist übrigens keine versteckte Disengagementtheorie, sondern eine systematische Bestimmung, die erst ihrer empirischen Analyse im Detail bedarf: obwohl allgemein sicher gilt, daß der Einfluß der ältesten Generation verschwindend gering wird, ist doch sichtbar, daß einzelne ihrer Mitglieder, wie Schriftsteller, Künstler, Vermögende bis ins höchste Alter als Ausnahmen von der Regel gelten können. Die relativen Größenverhältnisse der Generationen in einer gegebenen Bevölkerung, die Ausgestaltung der institutionellen Machtverhältnisse, die generationentypische Verteilung von Marktchancen, die jeweils geltenden Wertsysteme sind somit Elemente des explikativen Rahmens, innerhalb dessen die Generationenverhältnisse sich real ausgestalten; außerdem gewinnt gerade der sogenannte Generationenvertrag in einem solchen Rahmen eine spezifische Bedeutung, über die Gestaltung der Lebensgrundlagen der älteren Bevölkerung wird in sozialen/politischen Prozessen entschieden, auf die sie selbst keinen entscheidenden Einfluß nehmen können und auf die hin der tatsächlich genommene Einfluß zu einer Zeit, da sie als Generation jünger war und wohl die damaligen eigenen Interessen spiegelte, längst durch die Nachfolgenden überformt und in seinen Effekten verändert wurde.

Ein letzter Gedanke ist kürzer zu fassen, er betrifft das Problem der Verantwortung – und hier geht es nicht so sehr um empirische Diagnose, sondern um Utopien und Hoffnungswelten im konkreten Sinn. Anhaltspunkte sind vorhanden. Wir beginnen zu erkennen und anzuerkennen, daß von den Älteren ein immenses Maß an materieller und immaterieller Hilfe ständig zu den Jüngeren fließt, daß eine alternde Gesellschaft auch neue, historisch bisher unbekannte Möglichkeiten sozialer Generationserfahrung eröffnen kann, daß die Älteren als Last zu betrachten, die conditio humana unterläuft und gerade jene ethische Basis zerstört, ohne die die Jüngeren dem kommenden eigenen Alter nie anders als in Angst entgegensehen könnten. Gesellschaften sind auf Gedeih und Verderb darauf angewiesen, zur Garantie ihres eigenen zeitlichen Fortbestandes auch die Frage des Altwerdens in ihnen zu lösen; diese Frage hat nie nur eine materielle, sondern immer auch eine praktisch-ethische Seite. Ihr Kern ist jene Forderung, die bereits in den Mythen der alten Gesellschaften die zentrale Stelle einnimmt: die Aufhebung der Unterdrückung, der Ausbeutung und der Mißachtung des Menschen durch den Menschen. In diesem Prinzip ist der Bezugspunkt all dessen zu finden, was immer als Partnerschaft zwischen den Generationen je denkbar sein wird.

Der Kampf um ein erfülltes Menschsein, zu dem eine gereifte Sexualität immer gehört, kann nur dann individuell erfolgreich geführt werden, wenn er an diesem Prinzip als einem sich bereits realisierenden anzusetzen vermag. „Viel hat von Morgen an, seit ein Gespräch wir sind und hören voneinander, erfahren der

Mensch; bald sind wir aber Gesang", hat Friedrich Hölderlin in euphorischer Stimmung über die Französische Revolution und noch ohne die deprimierende Erfahrung der Deutschen Reaktion in der „Friedensfeier" zum Prinzip und Motiv künftigen Menschseins erhoben – dies zumindest muß gelingen, wenn zwischen den Generationen Solidarität als gelebte und nicht als verordnete wirken soll.

Literatur

1. Amann A (1983) Lebenslage und Sozialarbeit. Verlag Duncker u. Humblot, Berlin
2. Amann A (1989) Die vielen Gesichter des Alters. Verlag d. Österr. Staatsdruckerei, Wien
3. Beck U (1986) Risikogesellschaft. Suhrkamp, Frankfurt a./M.
4. Erikson E (1986) Identität und Lebenszyklus. Suhrkamp, Frankfurt a./M.
5. Härtling P (1990) Wer vorausschreibt, hat zurückgedacht. Suhrkamp, Frankfurt a./M.
6. Kohli M (1986) Gesellschaftszeit und Lebenszeit. In: Soziale Welt, Sonderband 4: Die Moderne – Kontinuität und Zäsuren. Göttingen 183–208
7. Mannheim K (1928) Das Problem der Generationen. In: Kölner Vierteljahreshefte für Soziologie 7
8. Rosenmayr L (1990) Die Kräfte des Alters. Edition Atelier, Wien
9. Schneider H-D (1989) Sexualität im Alter. In: Platt. D. (Hrsg.), Handbuch der Gerontologie. Bd. 5. Gustav Fischer, Stuttgart, New York 444–452
10. Strotzka H (1985) Macht. Ein psychoanalytischer Essay. Zsolnay, Wien, Hamburg
11. Uhlenberg P (1988) Aging and the Social Significance of Cohorts, in: Birren, JE, Benotson VL (Eds). Emergent Theories of Aging. New York 405–425

Anschrift des Verfassers:
Prof. Dr. A. Amann
Institut für Soziologie
Universität Wien
Alserstr. 33
A-1080 Wien, Österreich

Zeitschrift für Gerontologie

Europäische Zeitschrift für Altersmedizin und interdisziplinäre Alternsforschung
Organ der Deutschen Gesellschaft für Gerontologie

Schriftleitung: **Prof. Dr. Ingeborg Falck, Berlin**
Prof. Dr. Ursula Lehr, Bonn

Die Zeitschrift für Gerontologie ist die einzige deutschsprachige gerontologische Zeitschrift und deswegen besonders um die Anliegen dieses Fachgebietes bemüht. Die Zeitschrift beinhaltet Arbeiten aus dem Gesamtgebiet der Gerontologie, Geriatrie sowie der Psychologie und Soziologie des Alterns und praktische Altenhilfe.

ISSN 0044-281 X
Erscheinungsweise: zweimonatlich, Themenhefte.
1 Jahr: DM 260,– plus Porto

Mitglieder der Deutschen Gesellschaft für Gerontologie, der Österreichischen Gesellschaft für Geriatrie und der Schweizerischen Gesellschaft für Gerontologie erhalten 20 % Nachlaß auf den Abonnementspreis.

Bestellungen nehmen jede Buchhandlung oder der Verlag entgegen; fordern Sie ein Probeheft zum Kennenlernen an.

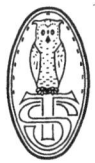

Steinkopff Dr. Dietrich Steinkopff Verlag, Postfach 11 1442, 6100 Darmstadt

R. **Schmitz-Scherzer**, A. **Kruse**, E. **Olbrich** (Hrsg.)

Altern – Ein lebenslanger Prozeß der sozialen Interaktion

1990. 416 Seiten. Geb. DM 98,–
ISBN 3-7985-0847-X

> Altern – ein lebenslanger Prozeß der sozialen Interaktion bietet dem Leser eine hochrangige Bilanz der heutigen gerontologischen, geriatrischen und sozialpolitischen Forschung.
>
> Namhafte Autoren widmen ihre Arbeiten zu den Themenkreisen Intelligenz und Gedächtnisentwicklung, Geriatrie, Entwicklung in der Biographie, Gerontopsychiatrie, Sozialpsychologie, Sozialpolitik, Generationen- und Kulturdifferenzen der international anerkannten Gerontologin Frau Professor Ursula Maria Lehr.

H. H. **Jansen** (Hrsg.)

Der Tod in Dichtung, Philosophie und Kunst

2., neubearbeitete und erweiterte Auflage 1989.
582 Seiten. Geb. DM 72,–. ISBN 3-7985-0773-2

> „... Der Boom thanatologischer Neuerscheinungen ist neuerdings kaum verkraftbar. Trotzdem sollte dem aufmerksamen Beobachter dieser Literaturszene und dem vom Beruf her destinierten Leser solcher Bücher vorliegende Neuerscheinung nicht entgehen."
>
> Deutsches Ärzteblatt
>
> „... Die mittelalterlichen Totentänze sind sogar medizinisch, kunsthistorisch und literarisch beschrieben. Sehr lesenswert ist auch die Darstellung des modernen Todesverständnisses in Literatur, Philosophie, Sozialwissenschaft und Kunst. Dem Herausgeber, Hans Helmut Jansen, ist ein wichtiges Buch gelungen, das zur vertieften Beschäftigung mit der Todesproblematik anregt."
>
> Kosmos

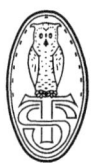

Erhältlich bei Ihrem Buchhändler

Steinkopff Dr. Dietrich Steinkopff Verlag, Saalbaustr. 12, D-6100 Darmstadt

MIX
Papier aus verantwortungsvollen Quellen
Paper from responsible sources
FSC® C105338

If you have any concerns about our products,
you can contact us on
ProductSafety@springernature.com

In case Publisher is established outside the EU,
the EU authorized representative is:
**Springer Nature Customer Service Center GmbH
Europaplatz 3, 69115 Heidelberg, Germany**

Printed by Libri Plureos GmbH
in Hamburg, Germany